JN054880

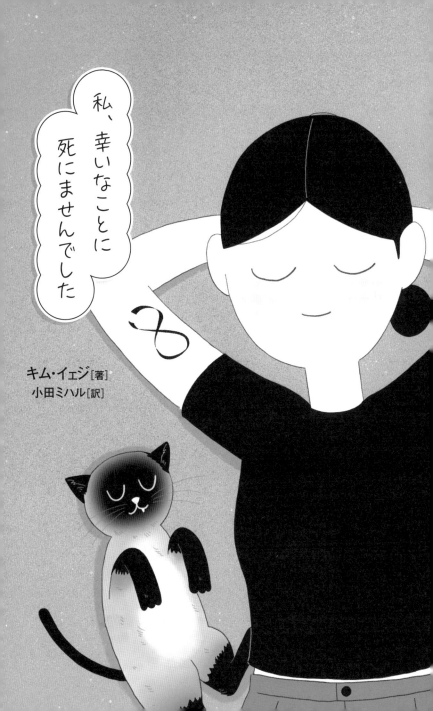

本書を発行するにあたって、内容に誤りのないようできる限りの注意を払いましたが、本書の内容を適用した結果生じたこと、また、適用できなかった結果について、著者、出版社とも一切の責任を負いませんのでご了承ください。

私、幸いなことに死にませんでした

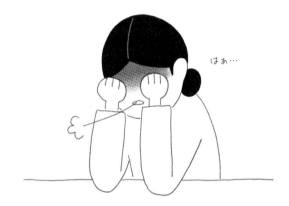

はあ…

プロローグ

心が苦しく、つらい日々を送っていたことがあります。
放っておけば自然に良くなると信じていました。
そして、それしかできませんでした。
心が苦しいとき、どうすれば良いのか知らなかったのです。
長い間、ずっと苦しいままで、自分にムチを打って生きてきました。
他人にとっては些細なことが、巨大なことのように私に迫ってくるときは、
自分が取るに足らないもののようで、
起き上がることすらできませんでした。
弱々しい自分の姿に落ち込み、苦痛をおぼえました。

前作『私、清掃の仕事してますけど？』が話題になり、
正式に書籍化されることになったときにも、私はまだ不安でつらいままでした。
喜びをそのまま純粋に受け入れられなかったのです。
自分でもそんな自分が不可解でした。
仕事を通しての満足感や達成感だけでは不安障害を治すことができないと、
身にしみて感じました。
その後も、もし不安障害を治すことができていなかったら、
インタビューや講演などの依頼を受けることはできなかったと思います。
不安を回避する自分の姿に落ち込み、絶望して、
今よりも人から隠れるようになっていたかもしれません。

それでも幸いなことに、すこしずつ不安障害が良くなり、
おかげで堂々と人前に出られるようになりました。
仕事を通しての満足感や達成感も、
ちゃんと以前よりも感じられるようになりました。
今になって振り返ってみると、不安障害がタイミング良く快方に向かったおかげで
多くを得ることができ、とても感謝しています。

私がこの本を書くことになったのも、こうした経験のおかげです。
弱っていて力が出なかったとき、「つらいのは私だけ？」と挫折していたとき、
「ひとりじゃない」と教えてくれるいろいろな作品に出会い、勇気づけられました。
先に自分の痛みについて語り、良くなるための方法を分かち合ってくれた彼らに、
感謝の気持ちでいっぱいでした。
そして、すこしずつ良くなっていくなかで、私が彼らから勇気づけられたように、
私も誰かに小さな勇気を与えられたら、と思いました。
途方に暮れているであろう彼らに「こんな方法はどう？」と語りかけたかったのです。

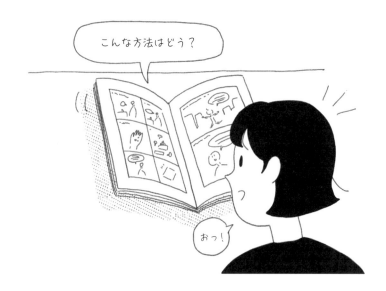

前作の『私、清掃の仕事してますけど？』とはちょっと違うタイプの内容で
戸惑われるかもしれませんが、
つまるところ、この本でも、伝えたいことは前作と同じです。
「あなただけじゃない、私もそう」という、共感となぐさめを分け合いたかったのです。
自分だけだと思っていたその悩みが、実は他の人も持つことのある悩みで、
悩みをどうやって解決していったのか、
どうやって良くなっていったのか知ることは、
思いがけないたくさんの癒しと希望をもたらしてくれます。

私の話は、ごく少数の人に限られた話かもしれませんが、
私たちみんなに通ずるものがあると思います。
たとえば、清掃の仕事をしている人はごく少数ですが、
仕事についての夢と現実、その間での悩みは
誰もが経験し得ることであるように、
不安障害を抱えている私の話もまた、ごく少数の人に限られた問題に見えて、
実は誰もが一度は不安を経験し、憂うつ感をおぼえることがあると考えれば、
私たちそれぞれの話とも言えます。
ただそれが、私のように治療を要する人と、
日常生活を送るなかでうまくやり過ごせている人という程度の差はあるでしょう。

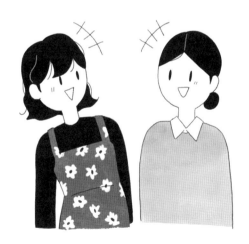

すこし暗くてじめじめしているかもしれない過去ですが、
たしかに今の私をつくる糧となっています。
その経験なしでは精神的にここまで成長できなかったと思います。
そして、他の人の痛みをより敏感に受け入れ、共感できるようになりました。
今、ここで、つらさを抱えてこの本を手に取ったあなたも、きっと良くなります。

人生は過酷ではありますが、思ったよりも幸せでもあります。
それでは私たちみんな、気兼ねなく、ためらいなく！ 幸せになりましょう。

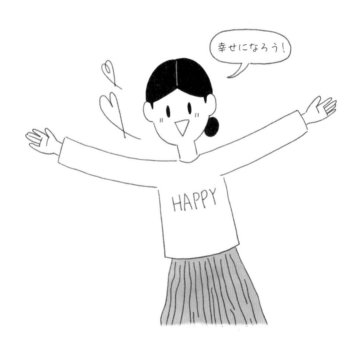

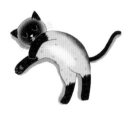

私は勇気を出して＿＿＿＿＿＿＿＿ことに決めた。

☑ 生きる

☒ 死ぬ

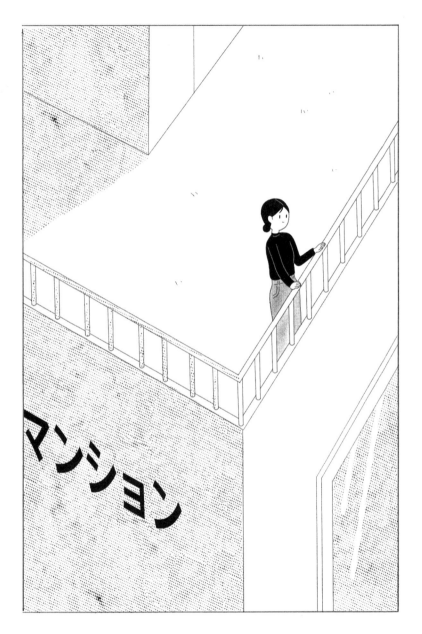

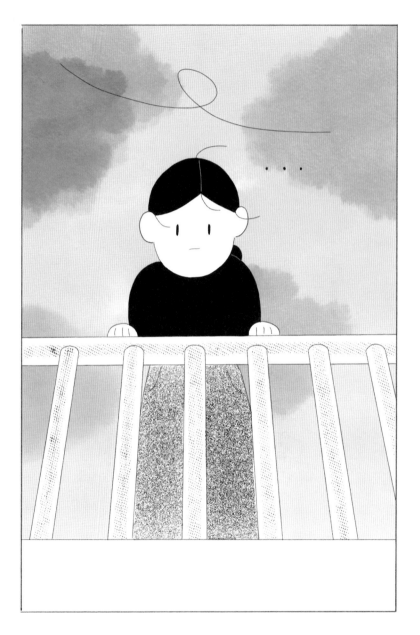

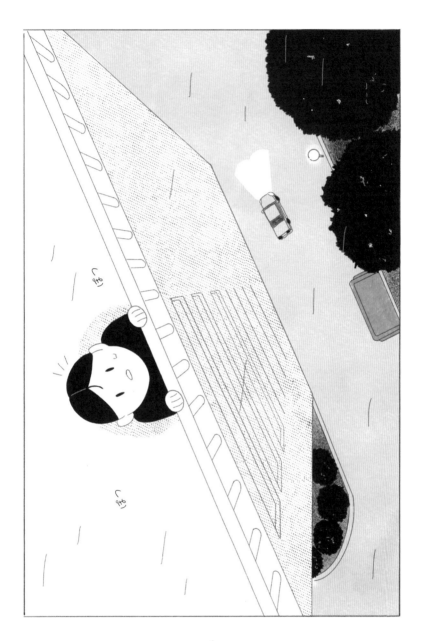

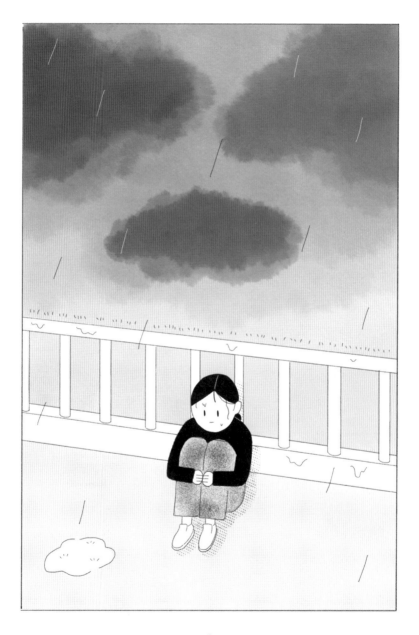

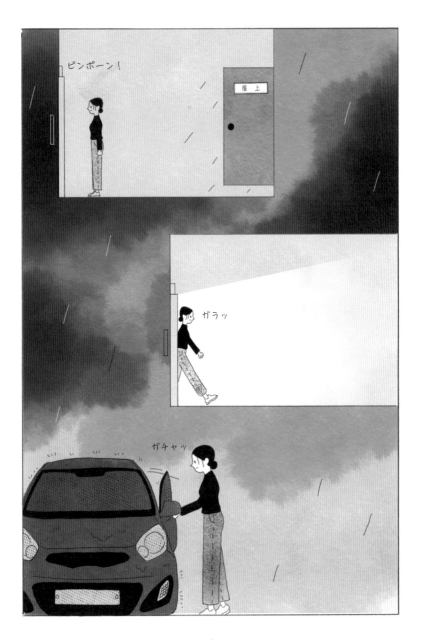

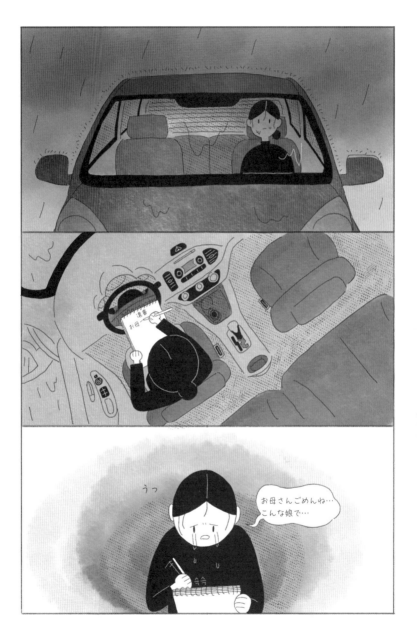

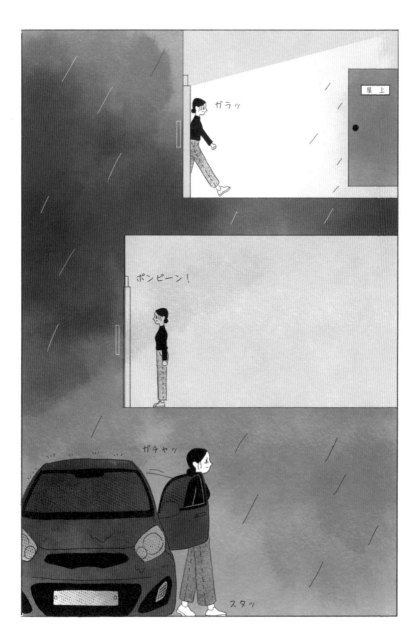

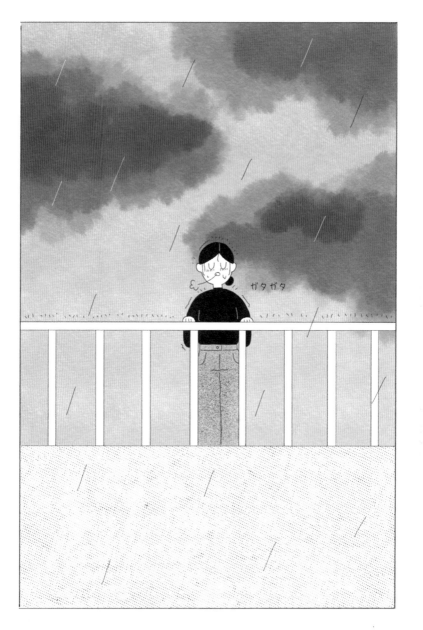

ガタガタ

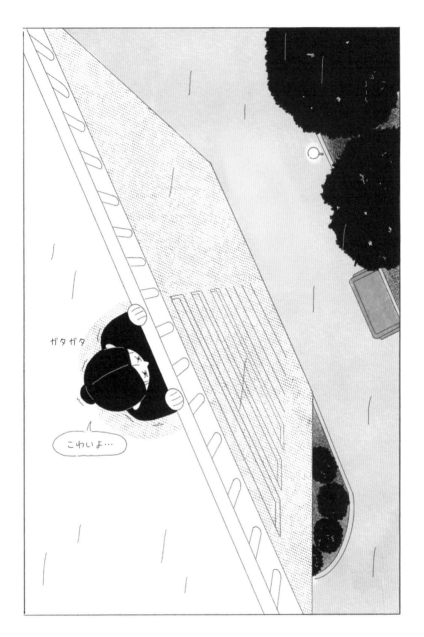

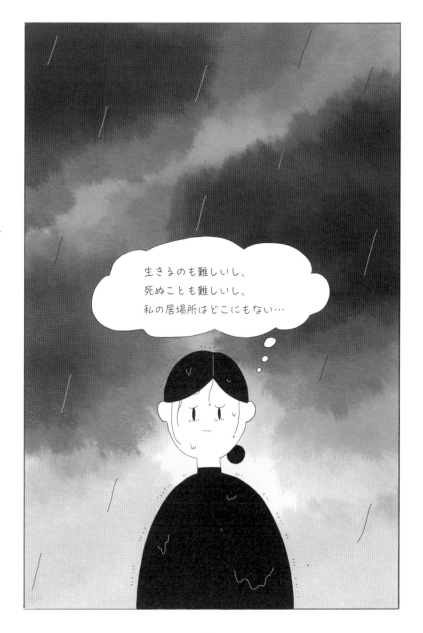

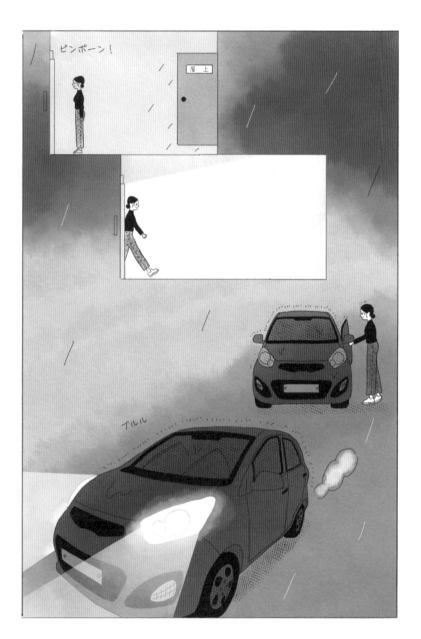

すごすご家に戻ってきたその夜。

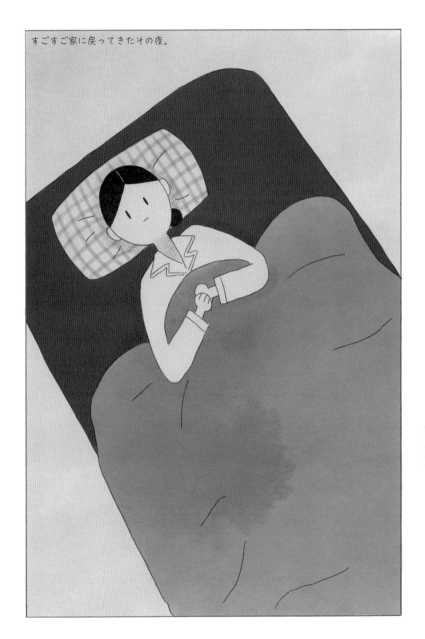

と思った。

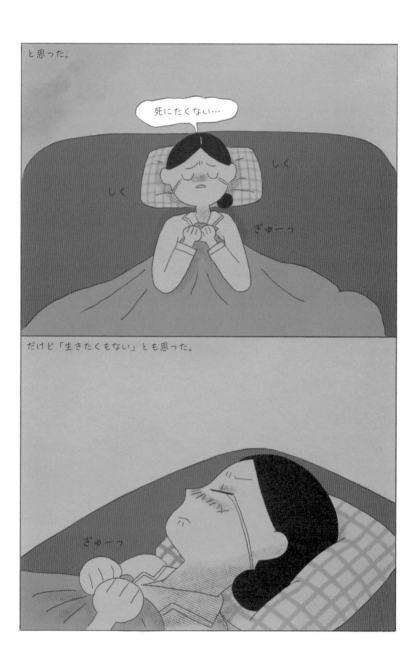

だけど「生きたくもない」とも思った。

2つに1つを選ばなければならなかったし、

問1. 次の文章に当てはまる語を選べ。

私は勇気を出して ＿＿＿＿＿＿＿ ことに決めた

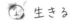

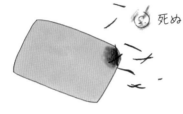

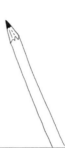

死ぬのはあまりにも怖かったので、生きることにした。

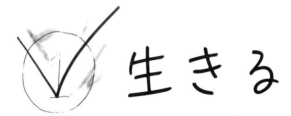

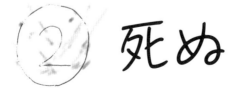

17

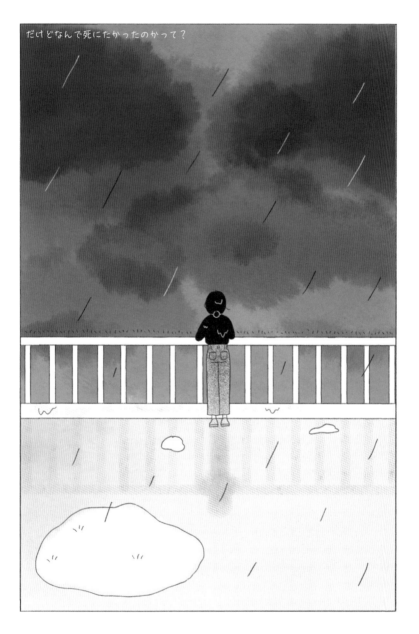

だけどなんで死にたかったのかって？

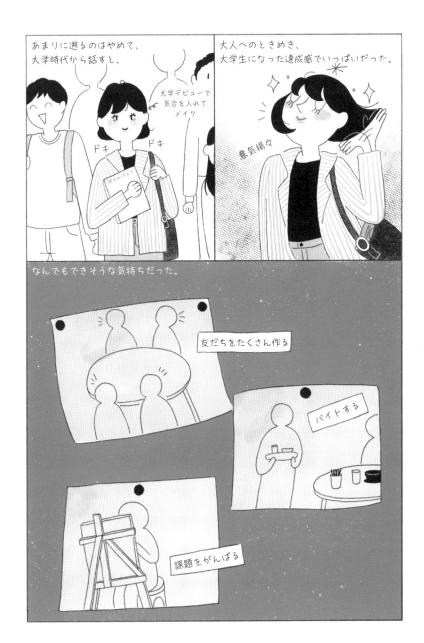

19

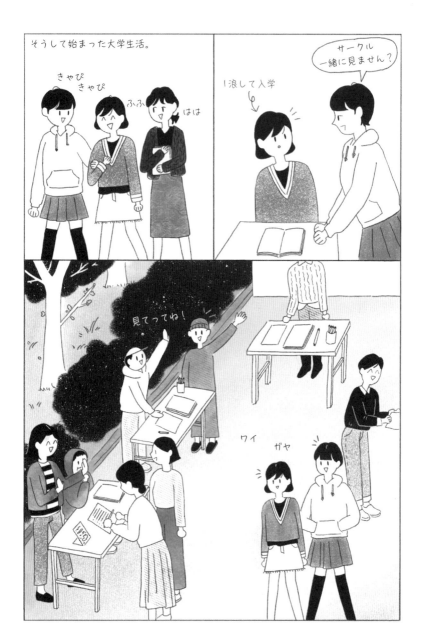

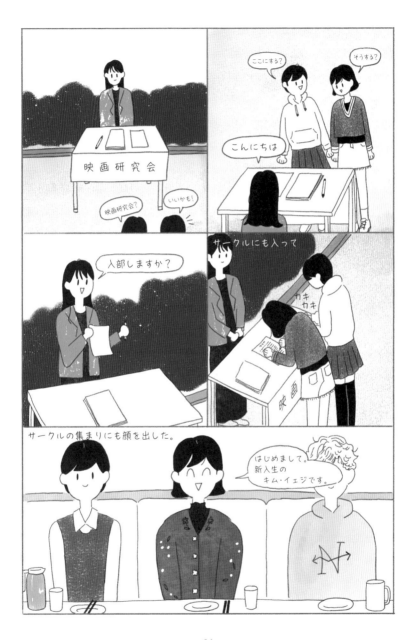

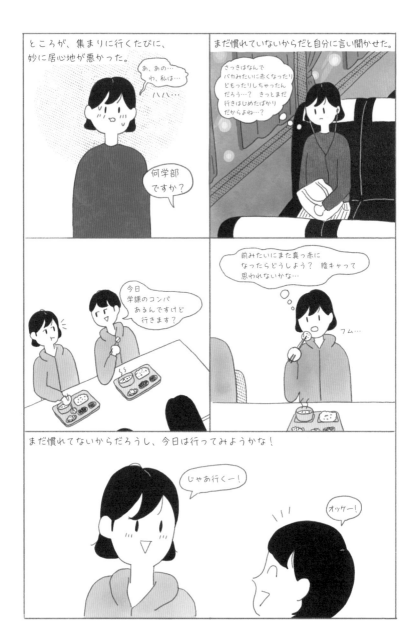

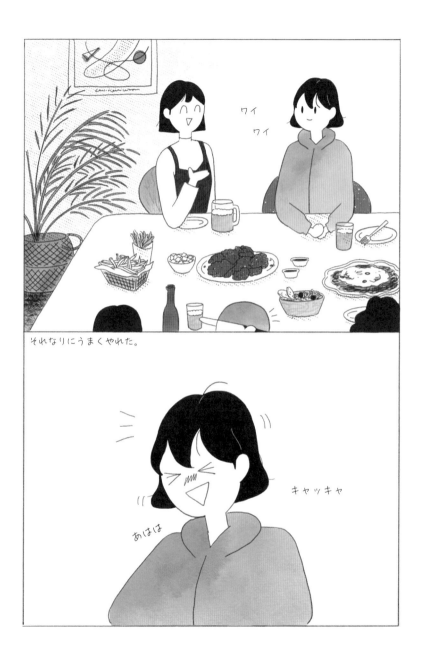

それなりにうまくやれた。

だけど、帰途についたときには、ひどく疲れていた。

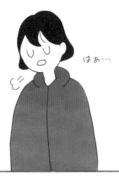

はぁ…

キョドらないようにずっと気を遣っていて、いっぱいいっぱいだった。

疲れた…

はぁ…

明るい自分を演じているような気がして、すぐに憂うつな気分になった。

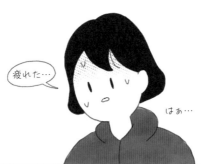

私はなんで
ダメなんだろう？
他の人たちみたいに
普通に喋ったり
笑ったりしたいな

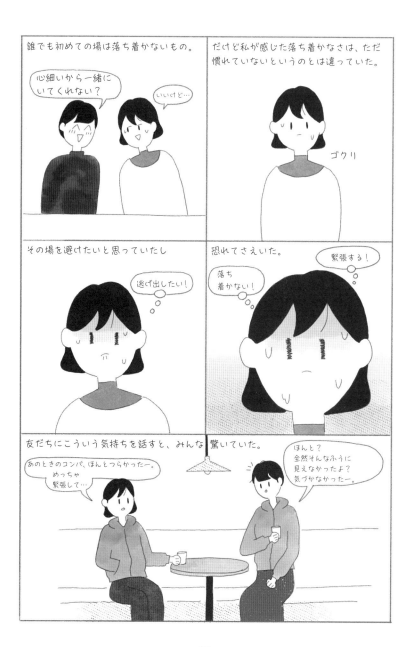

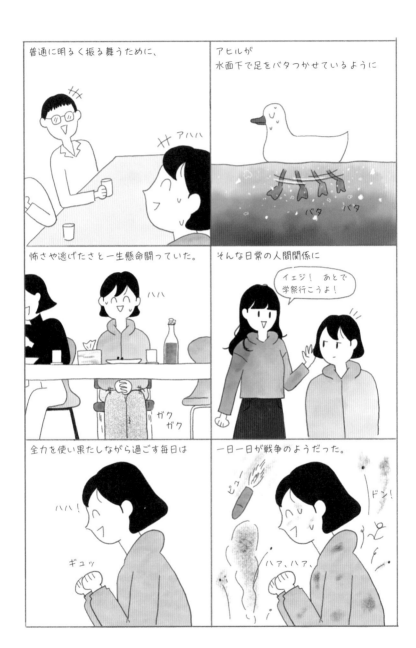

つらくないフリをして生きるのはまやかしのようで荷が重かった。

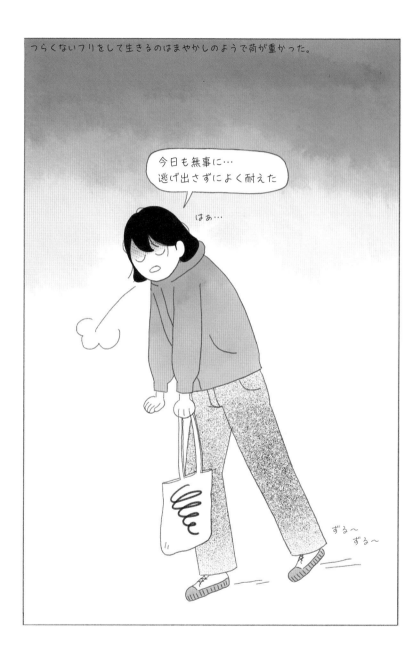

実はこの居心地の悪さは、
これまでもちょくちょくあった。

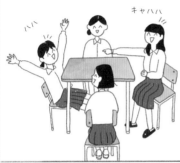

友だちと一緒にいても、
空回りしてはいないか気にしてばかりいた。

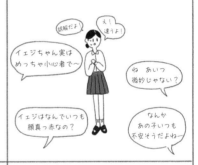

そんな自分がいやで、
あえて明るく振る舞った。

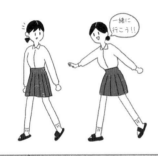

不安がりで気が小さいのがバレたら、
何か大ごとにでもなるかのように。

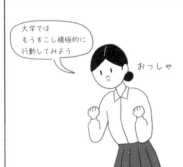

大学ではそんなふうになりたくなかった。

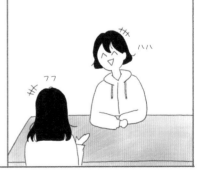

だけど簡単にはいかなかった。

そうするたび、自分が演技しているということが、わかりすぎるほどわかった。

#scene 02
キム・イェジ：（できる限り明るく笑ってリアクション）

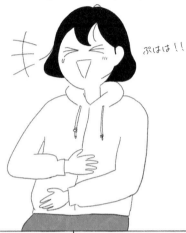

ぷはは！！

| そのときからだったか | すこしずつみんなから距離をとりはじめた。 |

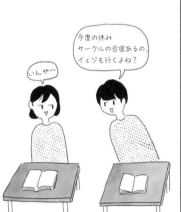

今度の休み
サークルの合宿あるの、
イェジも行くよね？

いんや〜

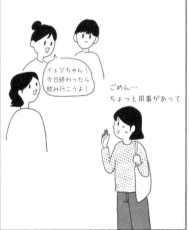

イェジちゃん！
今日終わったら
飲み行こうよ！

ごめん…
ちょっと用事があって

だんだん心を閉ざしていった。

学内アトリエでの
マイ・テリトリー

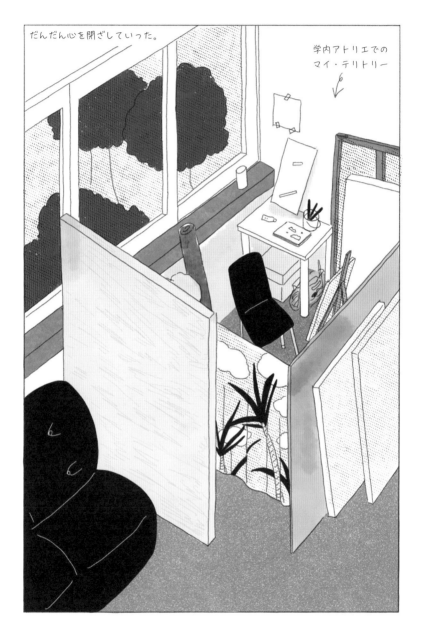

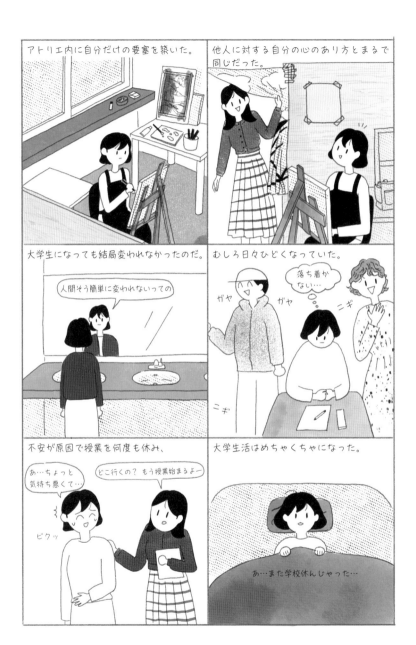

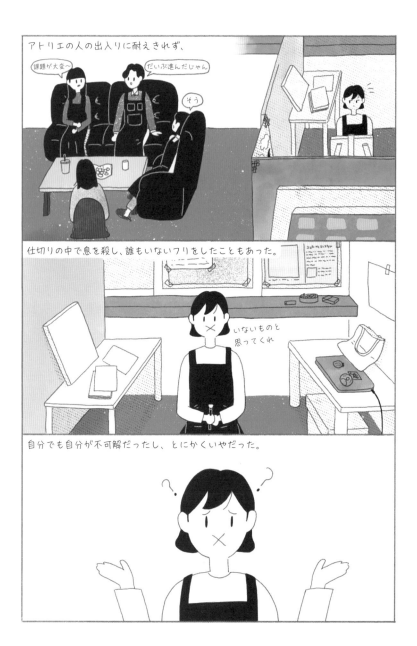

心理学の本を読みはじめたのはそのころだった。

ひとりでは解決できず、本の力を借りた。

心理学

うむ…

そんな中、1冊のうつ病克服記に出会った。

うつ病克服記

お?!

自分がわからないながらも、とにかく憂うつだとは感じていたので、

CASHIER

ありがとう
ございます！

役に立ちそうな気がしてとりあえず読んでみた。

私の状態と似てるなぁ…

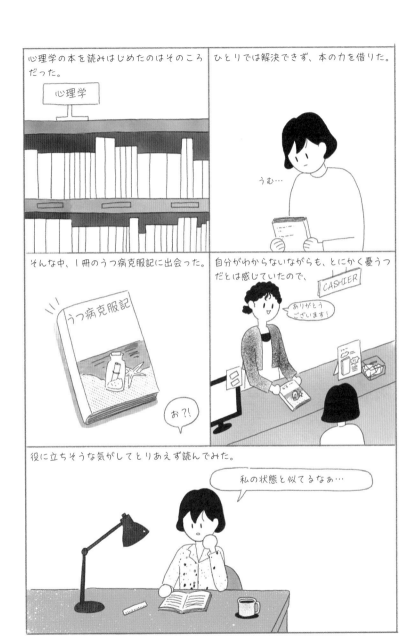

著者と私とでは、うつ病の原因は違っていたけれど

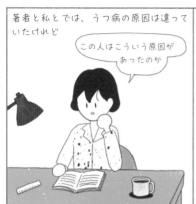

この人はこういう原因があったのか

治療法には興味があった。

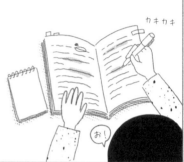

カキカキ

お！

特に精神科での治療が気になり、

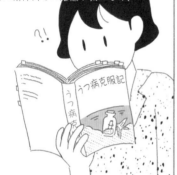

うつ病克服記

勇気を出して著者にメールしてみた。

TO 著者

件名 はじめまして。読者です。

添付 PC

はじめまして。興味深く本を読ませていただきました。
いろいろと参考になりました。
質問が1つあるのですが、
よろしければ精神科の情報を詳しく教えていただけませんか。

カタ カタ

ありがたいことに返事が来た。

 著者　　　精神科の情報です

おっ！

 森林　　　商品を発送しました

初めての精神科は、期待半分不安半分だった。

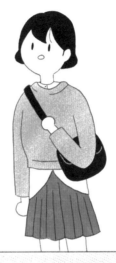

緊張した。

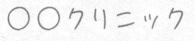

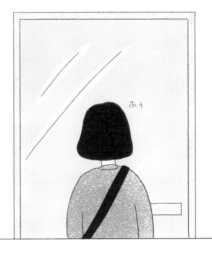

35

たったこれしきのことなのに

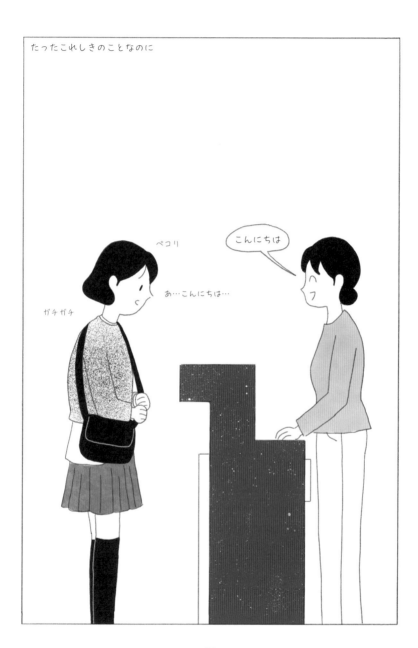

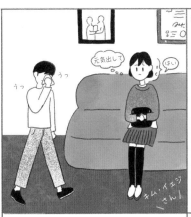

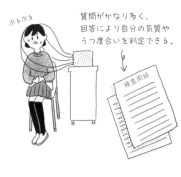

初診では問診票と脳波の検査がある。

質問がかなり多く、
回答により自分の気質や
うつ度合いを判定できる。

それから医師と面談した。

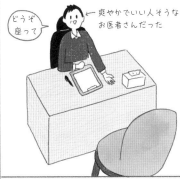

← 爽やかでいい人そうな
お医者さんだった

私は泣いてしまった。

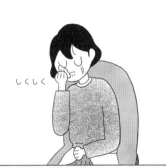

たぶん、初めてちゃんと自分の状態について話すことができたからだと思う。

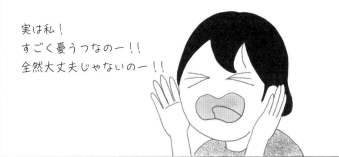

実は私！
すごく憂うつなのー！！
全然大丈夫じゃないのー！！

映画『ジョーカー』にこんな場面がある。

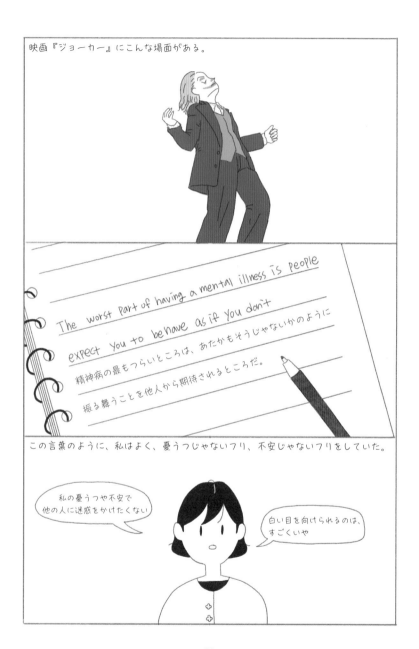

The worst part of having a mental illness is people expect you to behave as if you don't

精神病の最もつらいところは、あたかもそうじゃないかのように振る舞うことを他人から期待されるところだ。

この言葉のように、私はよく、憂うつじゃないフリ、不安じゃないフリをしていた。

私の憂うつや不安で
他の人に迷惑をかけたくない

白い目を向けられるのは、
すごくいや

それは私を、とても孤独に、またつらくさせた。

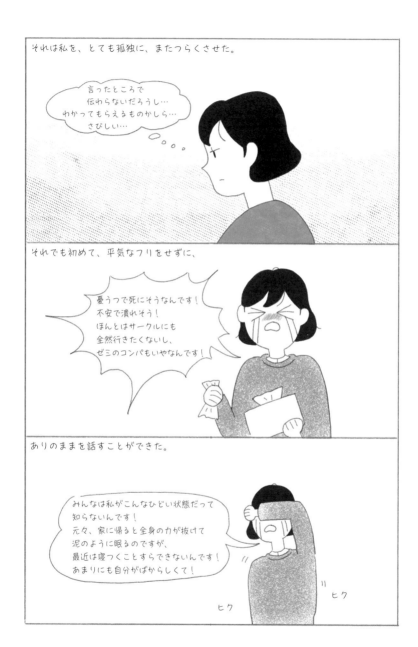

言ったところで
伝わらないだろうし…
わかってもらえるものかしら…
さびしい…

それでも初めて、平気なフリをせずに、

憂うつで死にそうなんです！
不安で潰れそう！
ほんとはサークルにも
全然行きたくないし、
ゼミのコンパもいやなんです！

ありのままを話すことができた。

みんなは私がこんなひどい状態だって
知らないんです！
元々、家に帰ると全身の力が抜けて
泥のように眠るのですが、
最近は寝つくことすらできないんです！
あまりにも自分がばからしくて！

ヒク

リ
ヒク

そうして生まれて初めての治療がスタートした。

検査用紙 →

ドキ
ドキ

治療には2通りの方法がある。
1つ目は薬、

2つ目は認知行動療法。

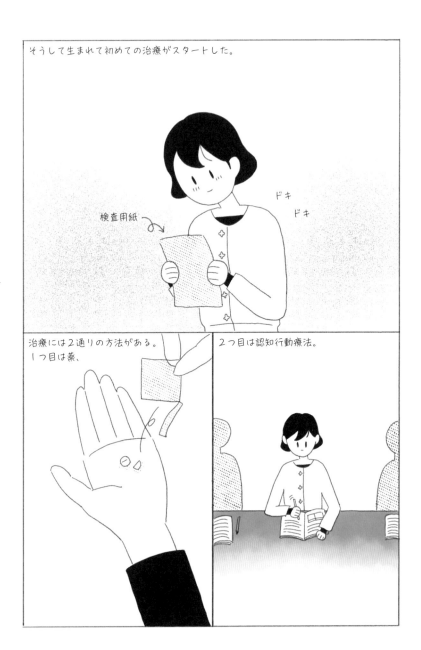

40

初めのうちは、毎回きっかり薬を飲んでいた。

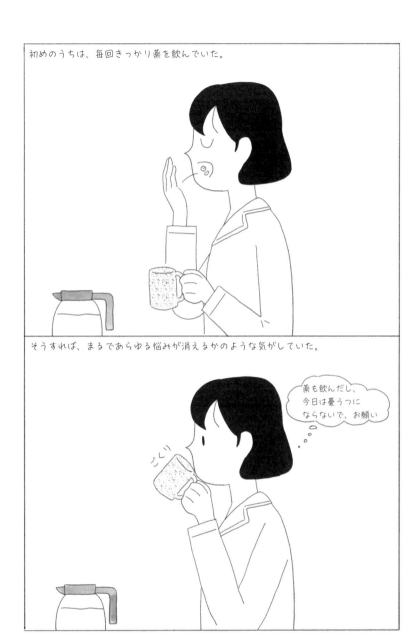

そうすれば、まるであらゆる悩みが消えるかのような気がしていた。

薬も飲んだし、
今日は憂うつに
ならないで、お願い

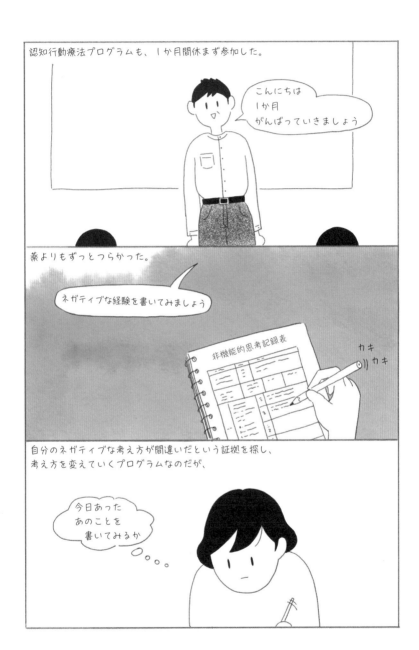

認知行動療法プログラムも、1か月間休まず参加した。

> こんにちは
> 1か月
> がんばっていきましょう

薬よりもずっとつらかった。

> ネガティブな経験を書いてみましょう

非機能的思考記録表

カキ
カキ

自分のネガティブな考え方が間違いだという証拠を探し、
考え方を変えていくプログラムなのだが、

> 今日あった
> あのことを
> 書いてみるか

42

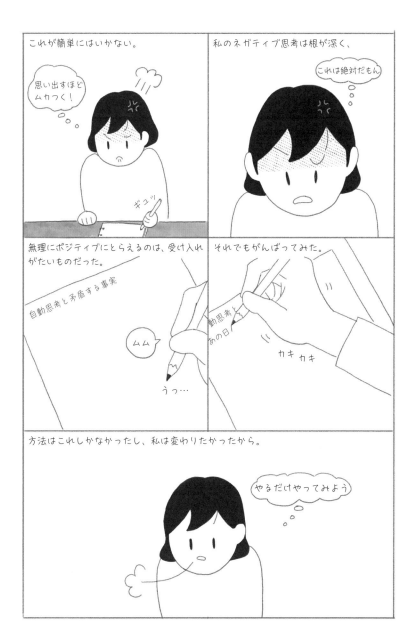

43

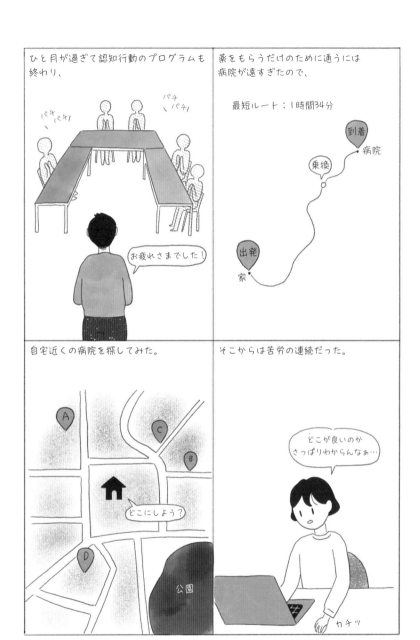

ひと月が過ぎて認知行動のプログラムも終わり、

お疲れさまでした！

薬をもらうだけのために通うには病院が遠すぎたので、

最短ルート：1時間34分

自宅近くの病院を探してみた。

どこにしよう？

そこからは苦労の連続だった。

どこが良いのかさっぱりわからんなぁ…

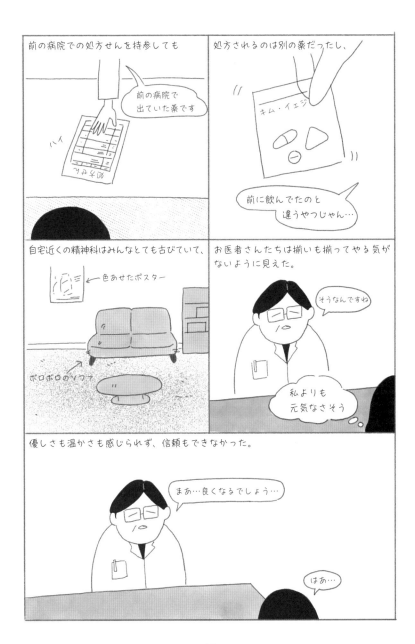

45

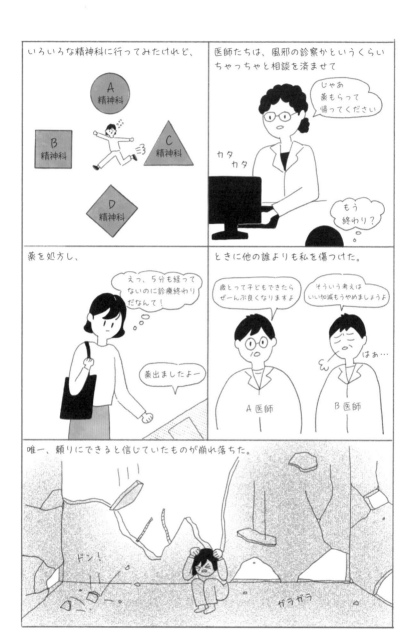

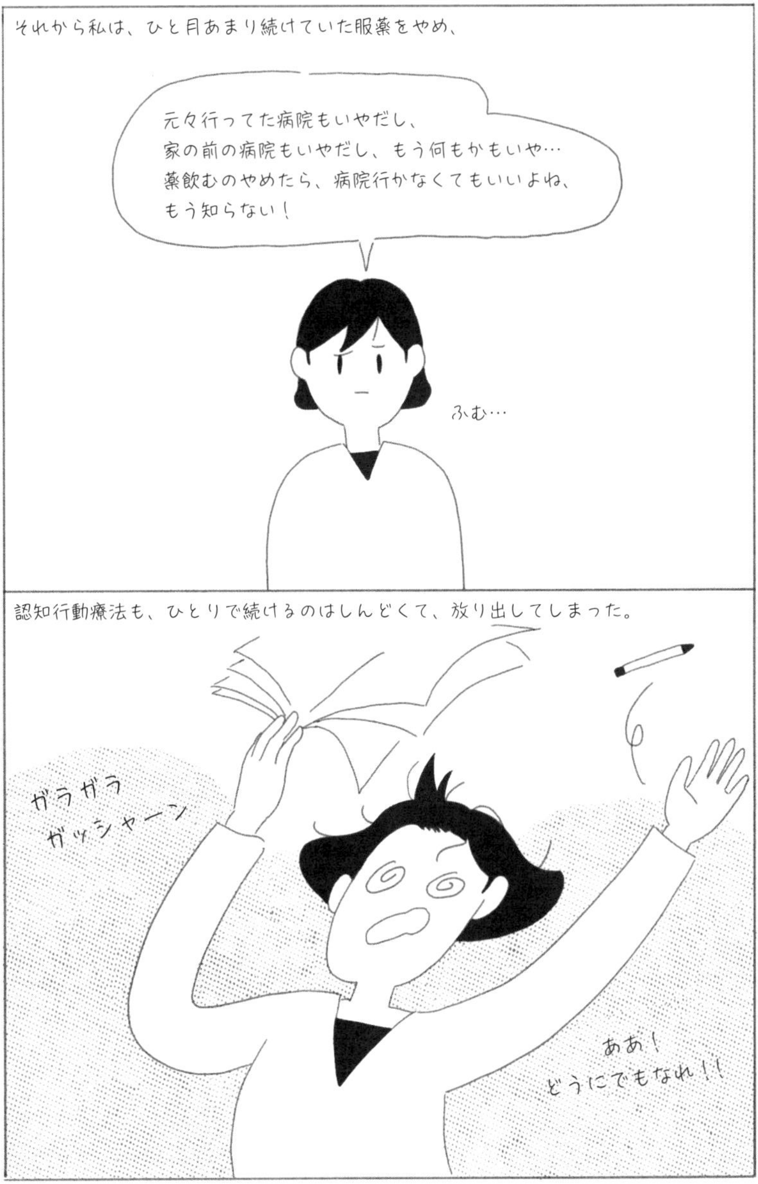

それから私は、ひと月あまり続けていた服薬をやめ、

元々行ってた病院もいやだし、
家の前の病院もいやだし、もう何もかもいや…
薬飲むのやめたら、病院行かなくてもいいよね、
もう知らない！

ふむ…

認知行動療法も、ひとりで続けるのはしんどくて、放り出してしまった。

ガラガラ
ガッシャーン

ああ！
どうにでもなれ！！

そうして、中途半端で下手くそな初めての治療は、

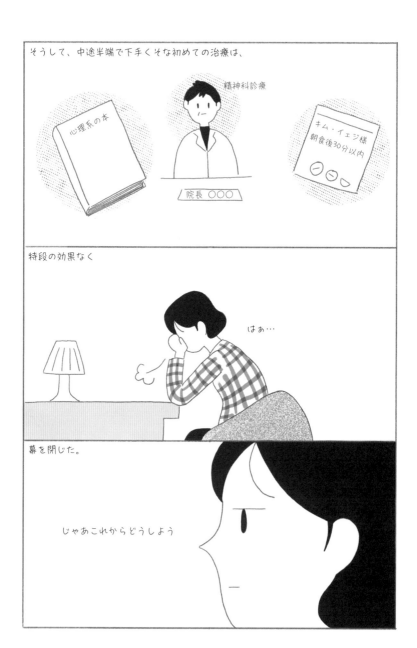

精神科診療

心理系の本

院長 ○○○

キム・イェジ様
朝食後30分以内

特段の効果なく

はぁ…

幕を閉じた。

じゃあこれからどうしよう

48

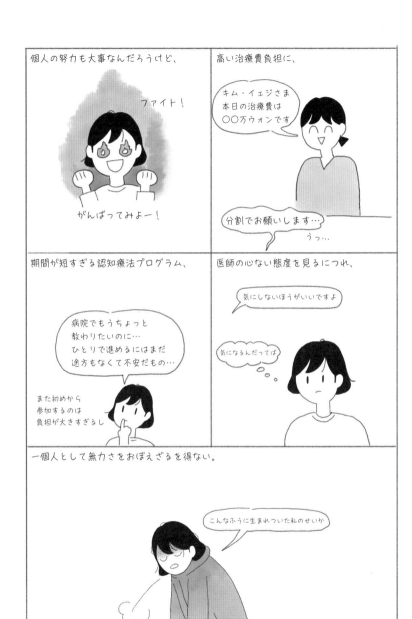

また、精神疾患は心の持ちようの問題とされたり、

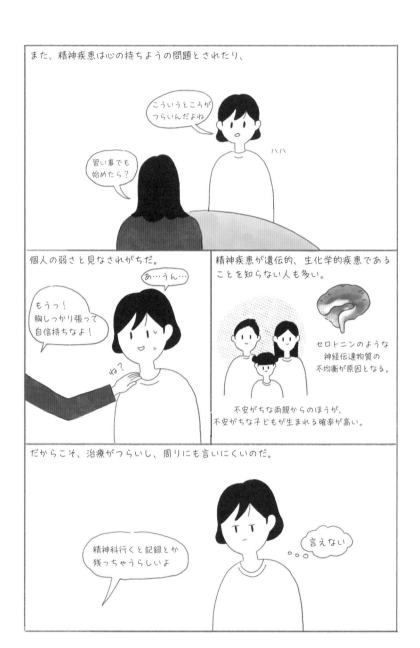

個人の弱さと見なされがちだ。

精神疾患が遺伝的、生化学的疾患であることを知らない人も多い。

セロトニンのような神経伝達物質の不均衡が原因となる。

不安がちな両親からのほうが、不安がちな子どもが生まれる確率が高い。

だからこそ、治療がつらいし、周りにも言いにくいのだ。

完全に自分ひとりの闘いになってしまう。

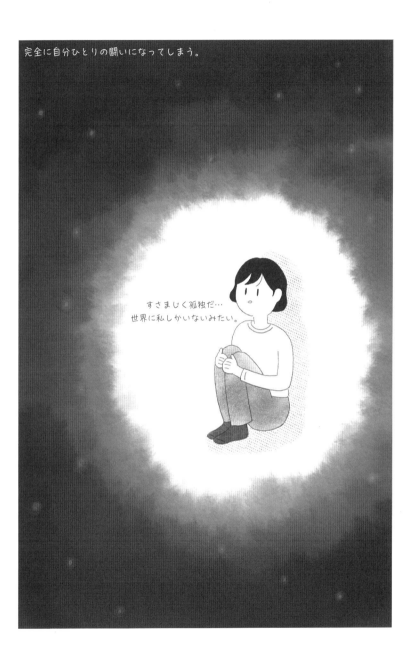

すさまじく孤独だ…
世界に私しかいないみたい。

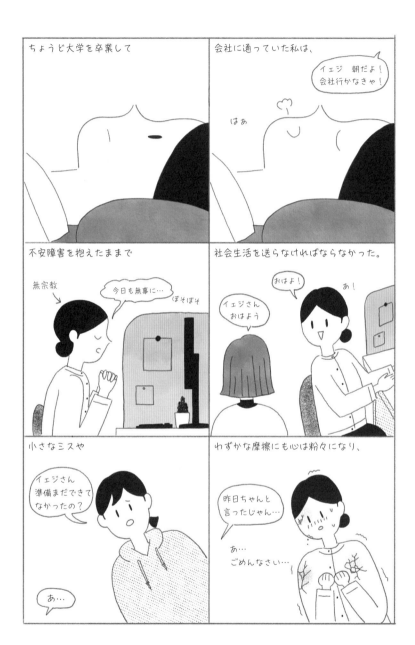

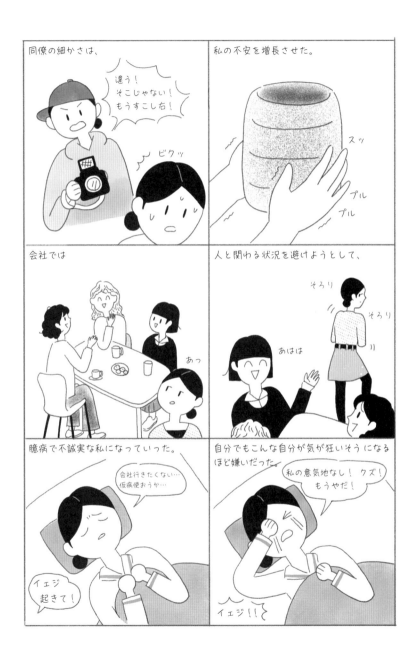

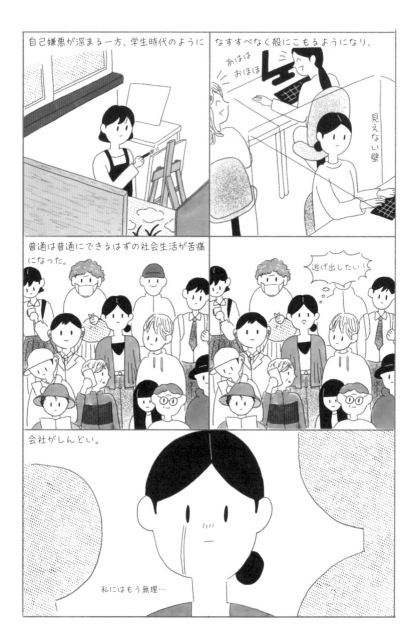

自己嫌悪が深まる一方、学生時代のように

なすすべなく殻にこもるようになり、

あはは
おほほ

見えない壁

普通は普通にできるはずの社会生活が苦痛になった。

逃げ出したい！

会社がしんどい。

私にはもう無理…

当時、私は、社交不安障害を患っていた。 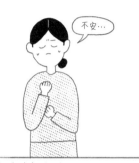	心理学の辞書にはこう記されていた。 **社交不安障害** 他人から注視を浴びるかもしれない社会的状況や行為に対して、過剰で持続的な恐怖が生じる病態である。 たとえば、人前で字を書く、話をする、食事する、公衆トイレを使用するなどといった状況に不安を感じ、それらを回避する。 藤永保［監修］ 『最新 心理学事典』平凡社（2013）， 「不安関連障害」（嶋山雅俊 執筆）より抜粋
自分が不安障害だと気づいたきっかけは、 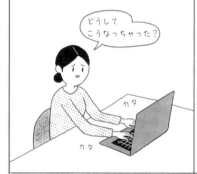	検索窓に 不安で仕方がない 🔍 と入力したことで、

関連キーワードから、社交不安障害の診断基準にたどり着いた。

有病率、 症状、 **診断基準**、 原因、 治療

キーワード：内気、不安、回避、認知行動療法　　　分類：臨床心理学

社交不安障害 (Social Anxiety Disorder：SAD)

対人場面で誰しも不安を感じることはあるが、通常は慣れによって不安は軽減されていき、……

診断基準

DSM-5の診断基準を次に示す。

A. 他者の注視を浴びる可能性のある1つ以上の社交場面に対する、著しい恐怖または不安。例として、社交的なやりとり（例：雑談すること、よく知らない人に会うこと）、見られること（例：食べたり飲んだりすること）、他者の前でなんらかの動作をすること（例：談話をすること）が含まれる。

注：子どもの場合、その不安は成人との交流だけでなく、仲間達との状況でも起きるものでなければならない。

B. その人は、ある振る舞いをするか、または不安症状を見せることが、否定的な評価を受けることになると恐れている（すなわち、恥をかいたり恥ずかしい思いをするだろう、拒絶されたり、他者の迷惑になるだろう）。

C. その社交的状況はほとんど常に恐怖または不安を誘発する。

注：子どもの場合、泣く、かんしゃく、凍りつく、まといつく、縮みあがる、または、社交的状況で話せないという形で、その恐怖または不安が表現されることがある。

D. その社交的状況は回避され、または、強い恐怖または不安を感じながら耐え忍ばれる。

E. その恐怖または不安は、その社交的状況がもたらす現実の危険や、その社会文化的背景に釣り合わない。

F. その恐怖、不安、または回避は持続的であり、典型的には6か月以上続く。

G. その恐怖、不安、または回避は、臨床的に意味のある苦痛、または社会的、職業的、または他の重要な領域における機能の障害を引き起こしている。

H. その恐怖、不安、または回避は、物質（例：乱用薬物、医薬品）または他の医学的疾患の生理学的作用によるものではない。

I. その恐怖、不安、または回避は、パニック症、醜形恐怖症、自閉スペクトラム症といった他の精神疾患の症状では、うまく説明されない。

J. 他の医学的疾患（例：パーキンソン病、肥満、熱傷や負傷による醜形）が存在している場合、その恐怖、不安、または回避は、明らかに医学的疾患とは無関係または過剰である。

日本精神神経学会［日本語版用語監修］、
髙橋三郎・大野裕［監訳］
『DSM-5 精神疾患の診断・統計マニュアル』
医学書院（2014）、pp. 200-201

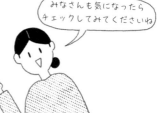

みなさんも気になったらチェックしてみてくださいね

社交不安障害の当事者は、

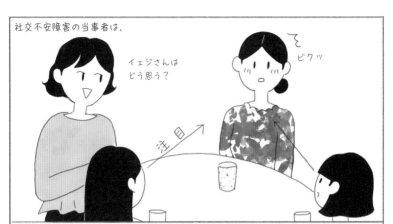

ここまで不安に思う必要なんてないってことを、実はよくわかっている。

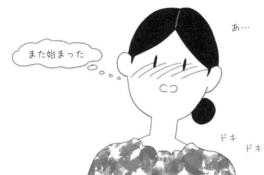

それでも、「不安」の攻撃に打つ手なく崩れ落ちる。

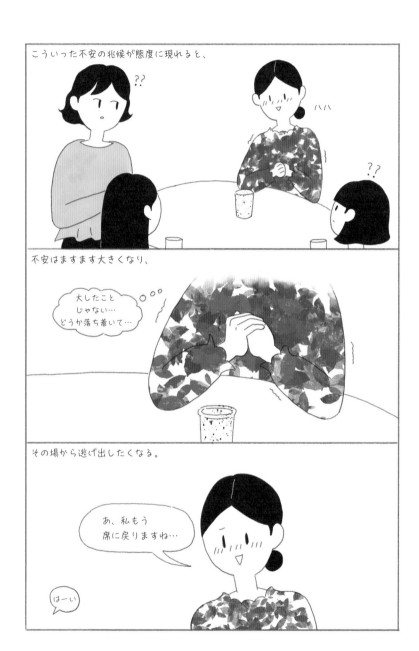

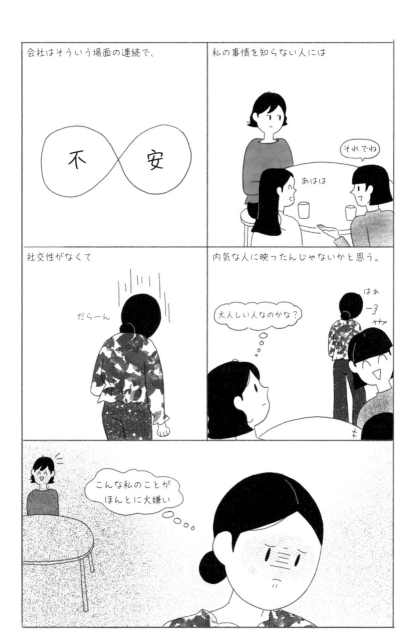

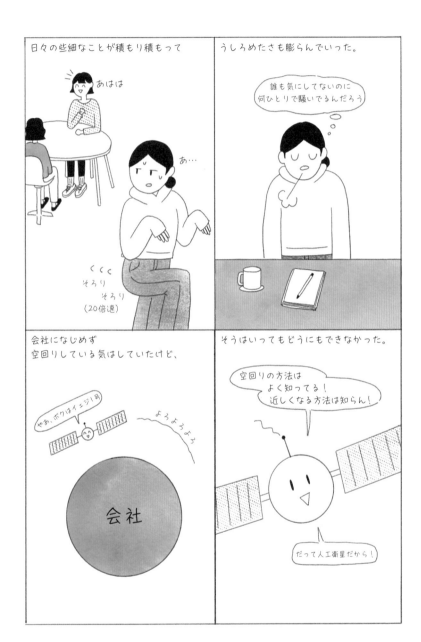

平気なフリにも限界があるし、

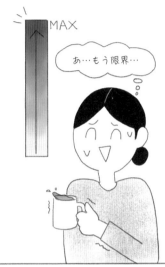

ネガティブな考え方が根を張るにつれ、

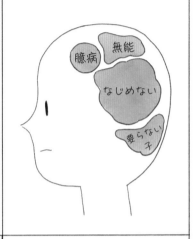

目に見えて自信もなくなっていった。

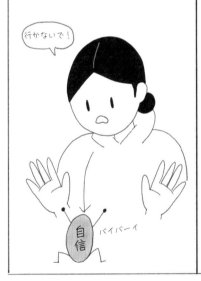

自分を苦々しく思った。

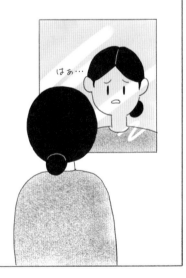

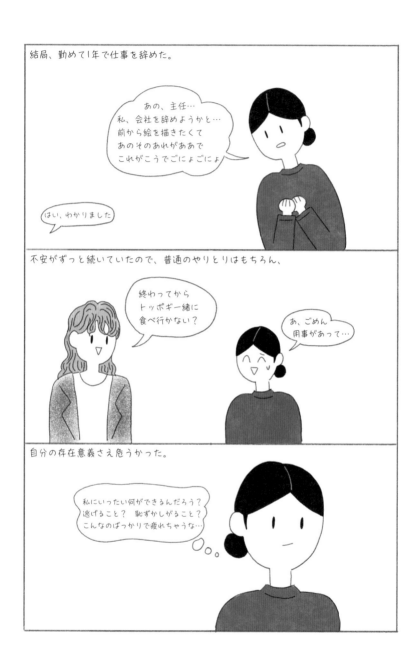

結局、勤めて1年で仕事を辞めた。

あの、主任…
私、会社を辞めようかと…
前から絵を描きたくて
あのそのあれがああで
これがこうでごにょごにょ

はい、わかりました

不安がずっと続いていたので、普通のやりとりはもちろん、

終わってから
トッポギ一緒に
食べ行かない？

あ、ごめん
用事があって…

自分の存在意義さえ危うかった。

私にいったい何ができるんだろう？
逃げること？　恥ずかしがること？
こんなのばっかりで疲れちゃうな…

もう全部投げ出して、ただ休みたかった。

そうしたら、すこしでもマシになると思った。

自分でも自分をどう扱えばいいのかわからなかった。

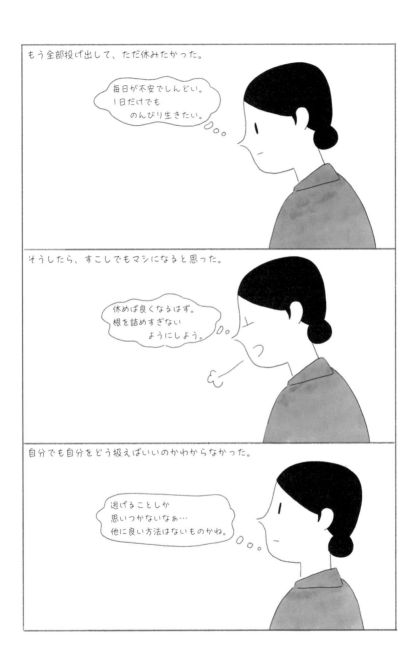

最初のつまずきが、思ったよりも重くのしかかっていた。

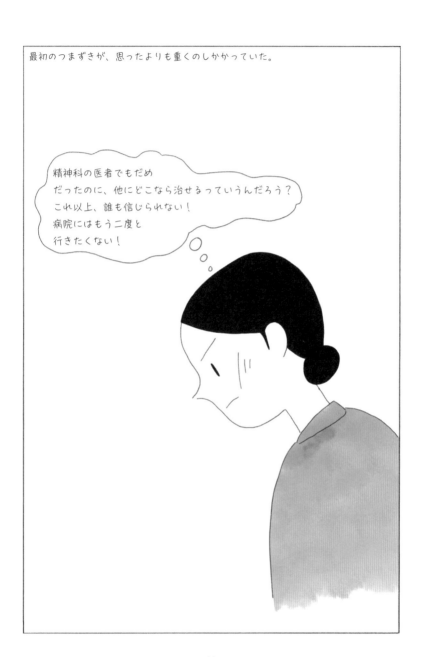

精神科の医者でもだめ
だったのに、他にどこなら治せるっていうんだろう？
これ以上、誰も信じられない！
病院にはもう二度と
行きたくない！

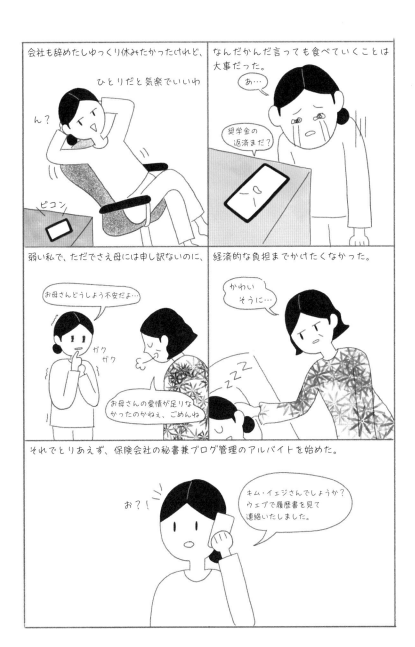

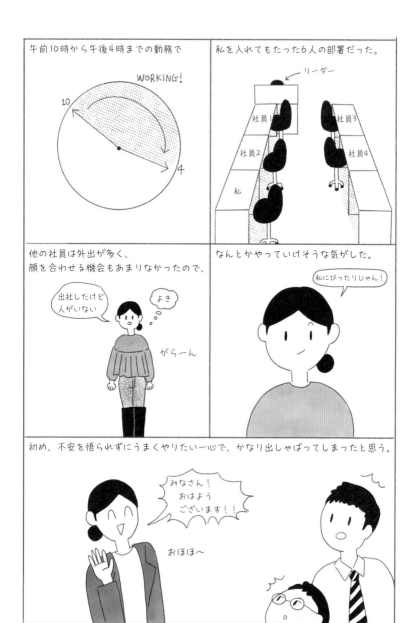

午前10時から午後4時までの勤務で

WORKING!

10

4

私を入れてもたった6人の部署だった。

リーダー

社員1　社員3

社員2　社員4

私

他の社員は外出が多く、
顔を合わせる機会もあまりなかったので、

出社したけど
人がいない

よき

がらーん

なんとかやっていけそうな気がした。

私にぴったりじゃん！

初め、不安を悟られずにうまくやりたい一心で、かなり出しゃばってしまったと思う。

みなさん！
おはよう
ございます！！

おほほ〜

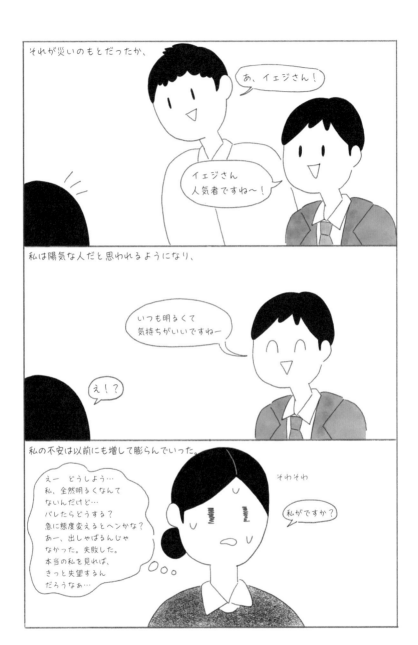

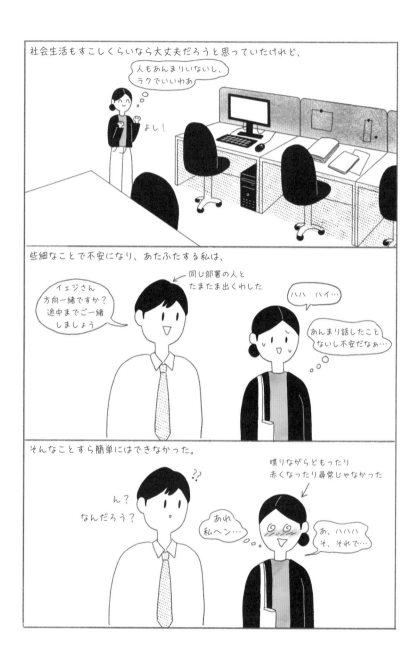

結局2か月でアルバイトを辞め、

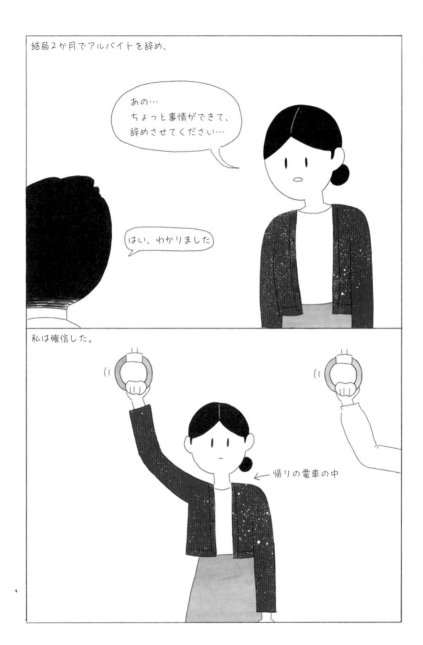

私は確信した。

私の人生はもうだめなんだ。

これからどうやって生きていこう…
もう終わりだ…生まれるところからやり直したい…

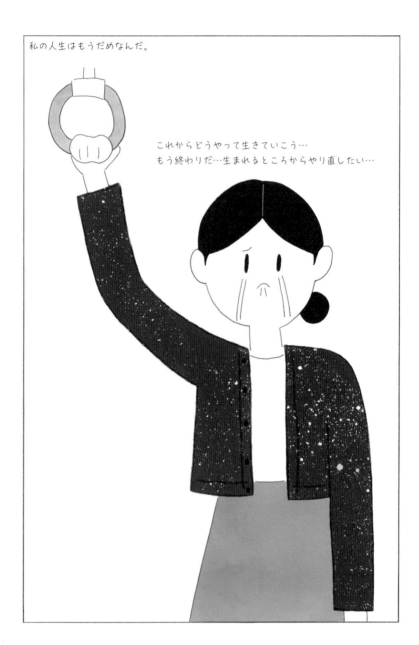

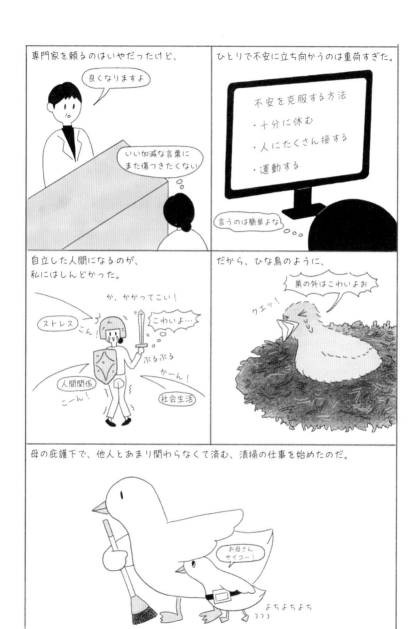

専門家を頼るのはいやだったけど、

良くなりますよ

いい加減な言葉に
また傷つきたくない

ひとりで不安に立ち向かうのは重荷すぎた。

不安を克服する方法
・十分に休む
・人にたくさん接する
・運動する

言うのは簡単よな

自立した人間になるのが、
私にはしんどかった。

か、かかってこい！

こわいよ…

ストレス
こん！

ぷるぷる

人間関係
こーん！

かーん！

社会生活

だから、ひな鳥のように、

巣の外はこわいよぉ

クエッ！

母の庇護下で、他人とあまり関わらなくて済む、清掃の仕事を始めたのだ。

お母さん
サイコー！

よちよちよち

71

前作『私、清掃の仕事してますけど？』では

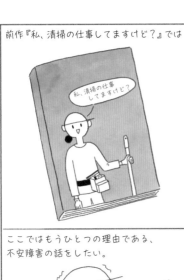

清掃の仕事を始めた理由のひとつとして、絵を描きたいという夢の話をしたが、

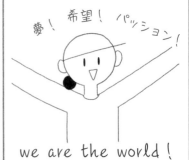

夢！ 希望！ パッション！

we are the world！

ここではもうひとつの理由である、不安障害の話をしたい。

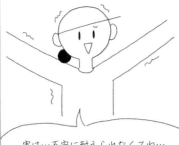

実は…不安に耐えられなくてね…

母とふたりの仕事なので、精神的な負担も少なく

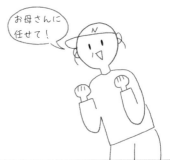

お母さんに任せて！

社交性を求められることも少ない、私にうってつけの仕事だった。

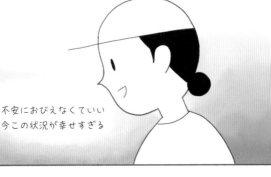

不安におびえなくていい
今この状況が幸せすぎる

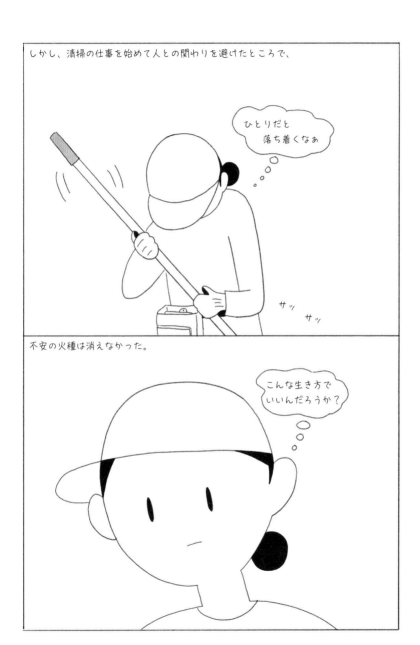

根本的な原因がなんなのか、わかっていないままで、

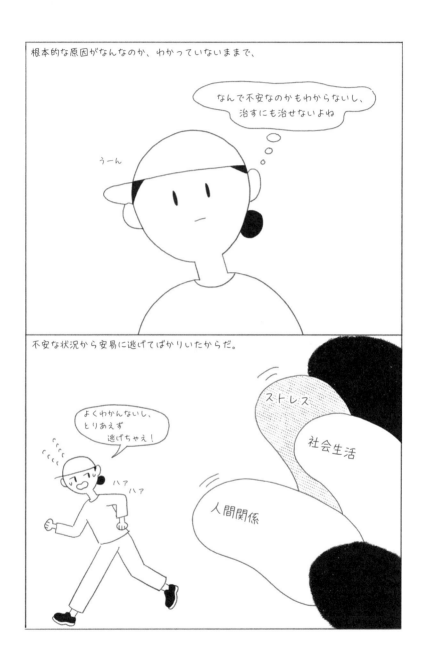

不安な状況から安易に逃げてばかりいたからだ。

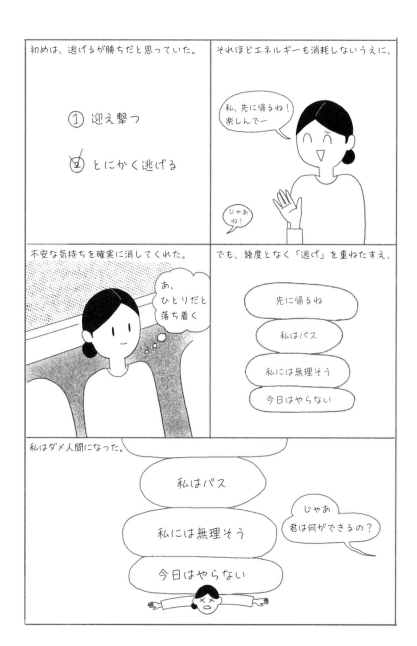

75

最善策だと思っていた「逃げ」が、実は私を最も無力にしていたのだ。

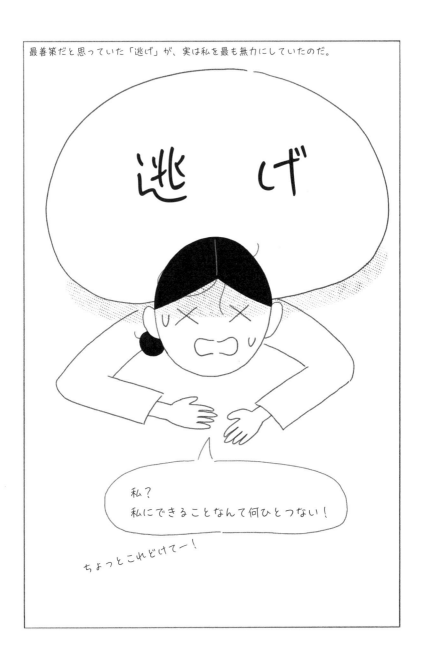

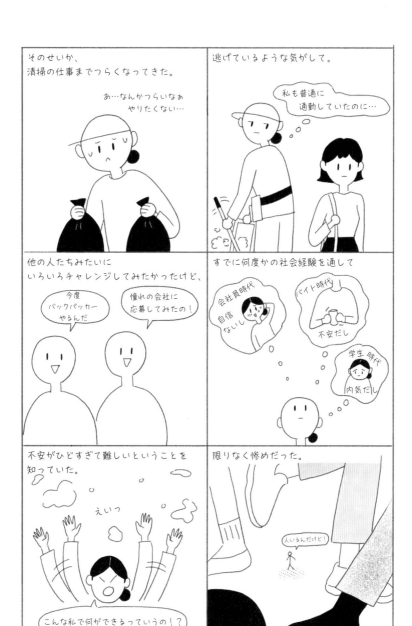

77

この異常な不安はさまざまな原因によって起こっていて、

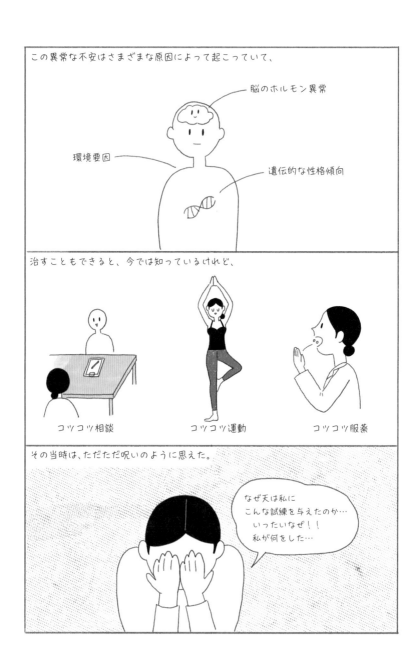

治すこともできると、今では知っているけれど、

コツコツ相談　　　コツコツ運動　　　コツコツ服薬

その当時は、ただただ呪いのように思えた。

薬もひと月、

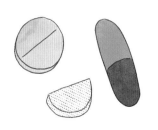

認知行動療法もひと月。

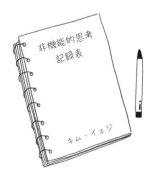

非機能的思考
記録表

キム・イェジ

今思えば、ちゃんと治療を受けたとも
言えない状態だったのだけれど、

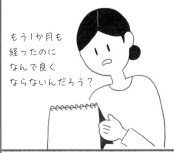

もう1か月も
経ったのに
なんで良く
ならないんだろう？

そうとは知らなかった私は、もう治らない
ものと間違った確信を持ってしまった。

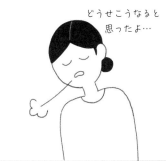

どうせこうなると
思ったよ…

生まれ持った性格だから仕方ないと、半ば諦めてしまった。

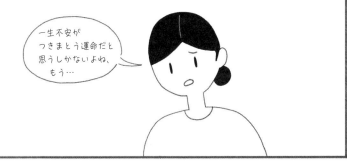

一生不安が
つきまとう運命だと
思うしかないよね、
もう…

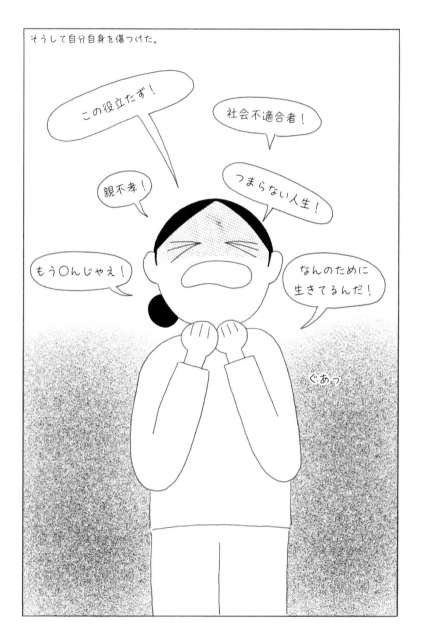

だんだん友だちに会うのもつらくなり、

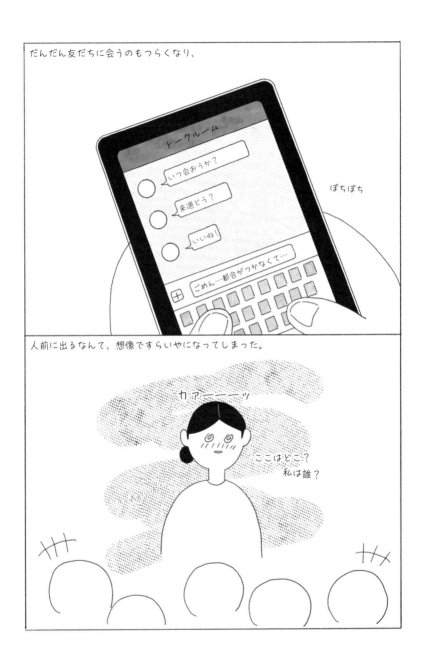

人前に出るなんて、想像ですらいやになってしまった。

81

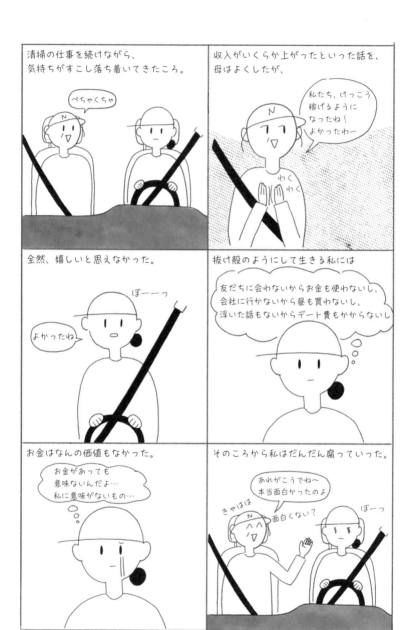

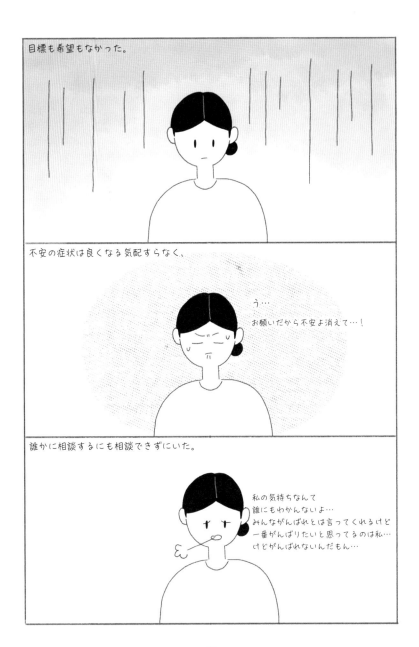

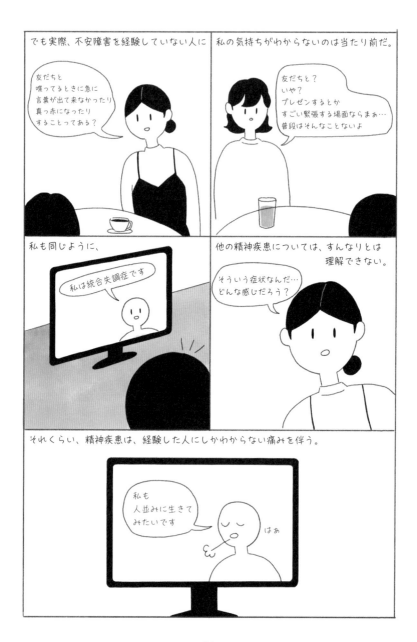

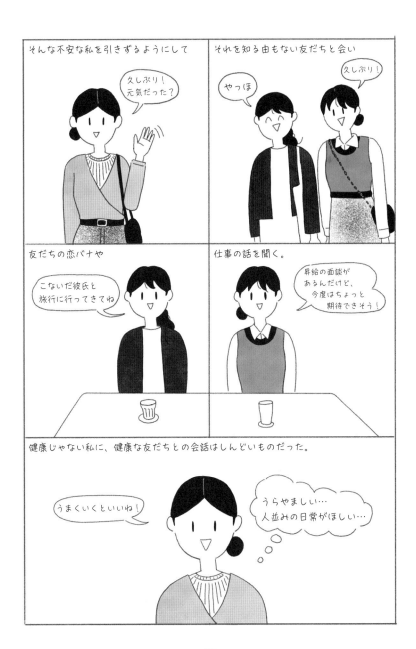

帰り道

惨めすぎる自分の姿に怒りがこみ上げてきた。

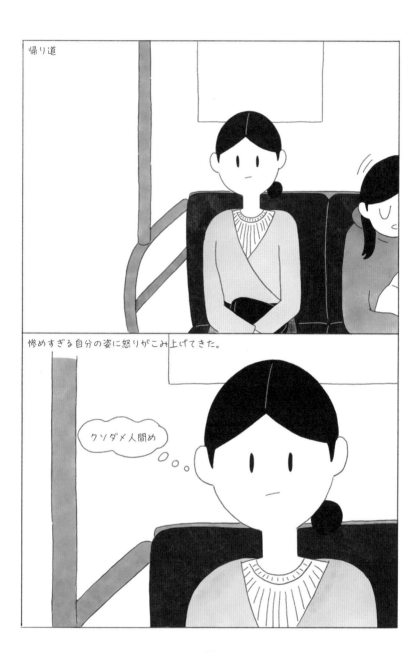

私には手に入らない人並みの日常を謳歌する友だちに、知らず知らず嫉妬していた。

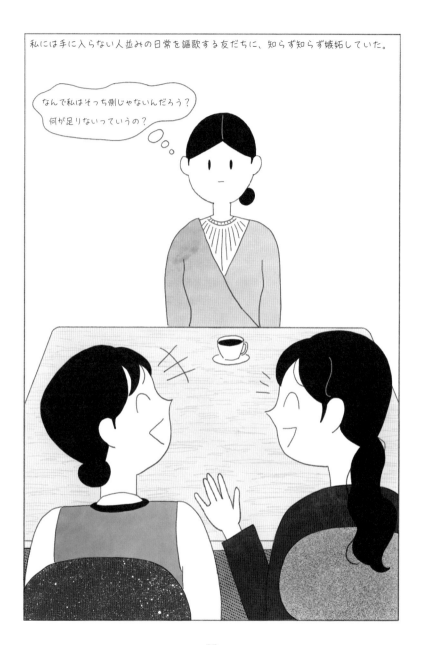

考えるほど深みにはまり、友だちの何気ない言葉にも傷つきはじめた私は、

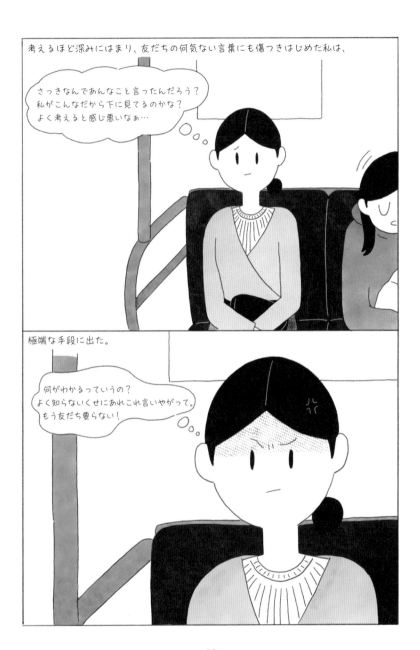

極端な手段に出た。

世を捨てたのだ。

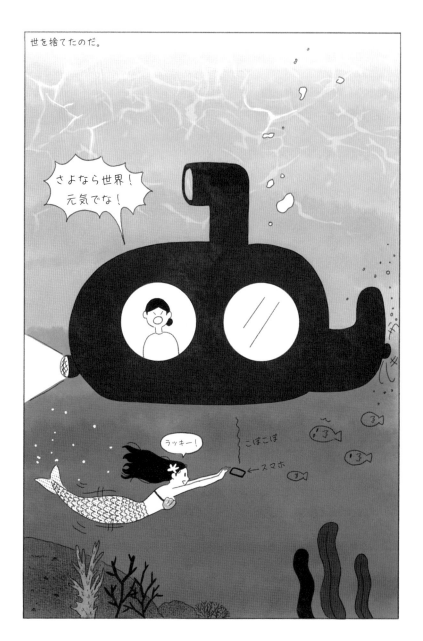

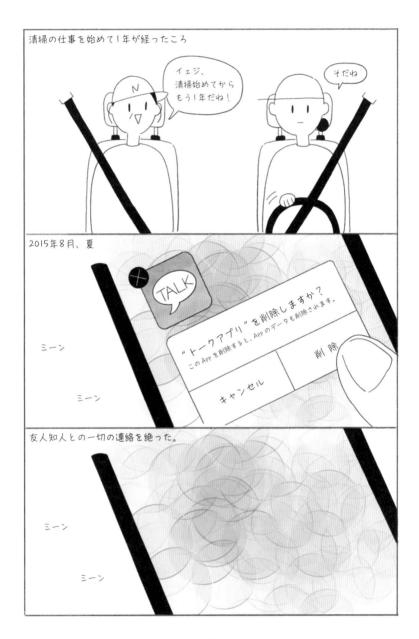

清掃の仕事を始めて1年が経ったころ

2015年8月、夏

友人知人との一切の連絡を絶った。

世界中を探しても、こんなに不幸なのは私だけだと思った。

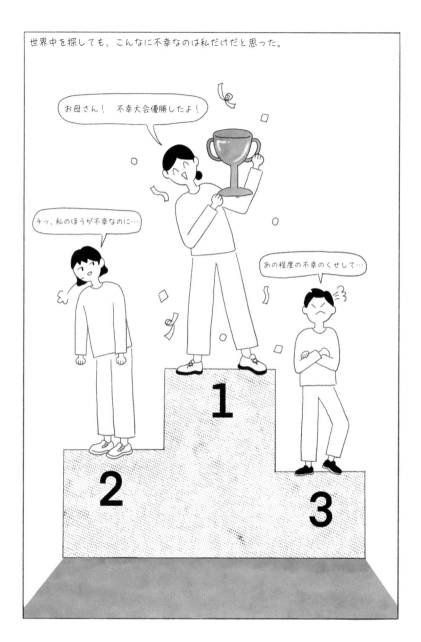

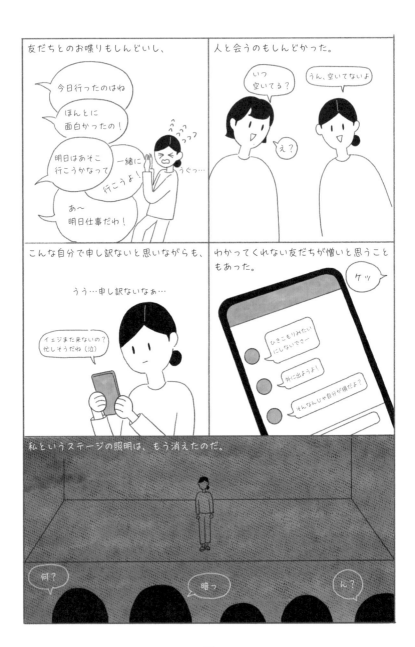

92

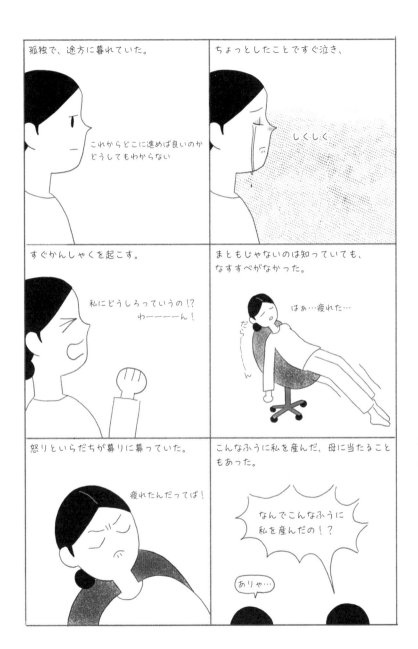

孤独で、途方に暮れていた。

これからどこに進めば良いのか
どうしてもわからない

ちょっとしたことですぐ泣き、

しくしく

すぐかんしゃくを起こす。

私にどうしろっていうの!?
わーーーん!

まともじゃないのは知っていても、
なすすべがなかった。

はぁ…疲れた…

だらーーーん

怒りといらだちが募りに募っていた。

疲れたんだってば!

こんなふうに私を産んだ、母に当たること
もあった。

なんでこんなふうに
私を産んだの!?

ありゃ…

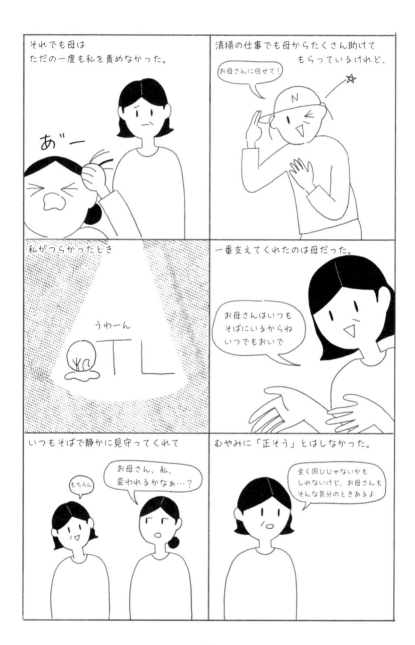

たいていの親は、私のような痛みを抱えた子どもを容易に受け入れられないものだ。

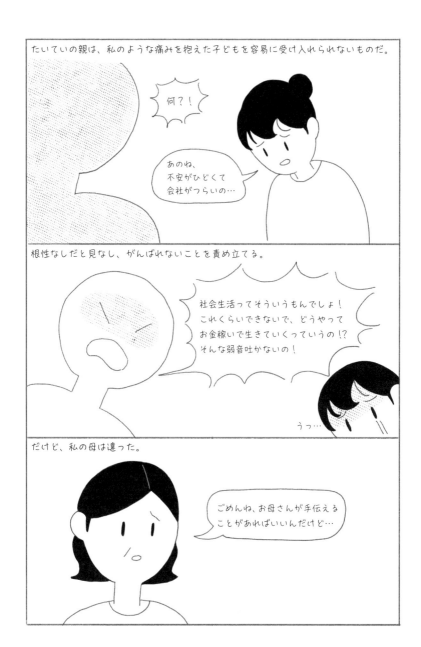

何？！

あのね、
不安がひどくて
会社がつらいの…

根性なしだと見なし、がんばれないことを責め立てる。

社会生活ってそういうもんでしょ！
これくらいできないで、どうやって
お金稼いで生きていくっていうの！？
そんな弱音吐かないの！

うっ…

だけど、私の母は違った。

ごめんね、お母さんが手伝える
ことがあればいいんだけど…

そんな母がいたから、私はかろうじて命綱を手放さずにいられたんじゃないかと、今となって思う。

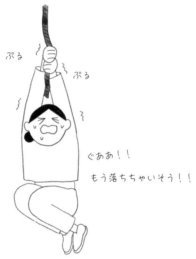

ぷる

ぷる

ぐああ！！

もう落ちちゃいそう！！

でも、そのころの私は、命を絶とうと幾度も試していた。

自殺	🔍
自殺方法	
練炭　購入	
自殺　方法　簡単	
自殺	
死ぬ方法	
着火炭　購入　方法	
不適切な検索候補の報告	

カタ　カタ

社会の一員としての役割は全く果たせなくなったのに、

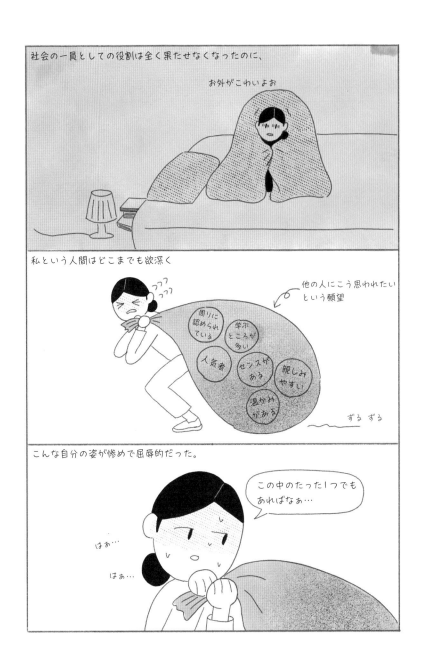

97

母は私を責めなかったのに、私が自らを絶えず責めつづけていた。

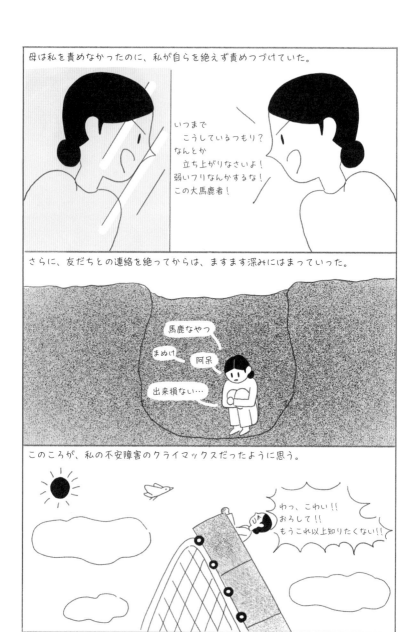

いつまで
　こうしているつもり？
なんとか
　立ち上がりなさいよ！
弱いフリなんかするな！
この大馬鹿者！

さらに、友だちとの連絡を絶ってからは、ますます深みにはまっていった。

馬鹿なやつ

まぬけ　　阿呆

出来損ない…

このころが、私の不安障害のクライマックスだったように思う。

わっ、こわい！！
おろして！！
もうこれ以上知りたくない！！

「死」に成功した人の話を見聞きすると、心がうずく。

【速報】

〇〇〇氏、自宅で亡くなっている状態で発見

xxxx 年 xx 月 xx 日

xx 日午後 x 時頃に〇〇〇氏が自宅で亡くなっている状態で発見されました。
遺体のそばで遺書が発見され、自殺とみられています。

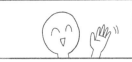

「成功」という言葉は笑えるけれど。

成功しちゃったか…
はあ…

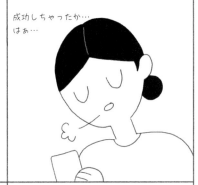

自殺を図ったことのある人にとって、それはミッション成功である。

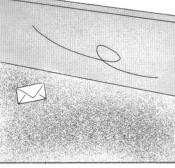

私は幾度も失敗して、たどり着けなかったというだけのこと。

こわい…
無理かも…

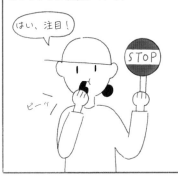

ここですこし余談だけれど、

はい、注目！

STOP

ピーッ

もし一度でも自殺を図ったことがある人が周りにいるなら、よく意識して見たほうが良い。

うーん…

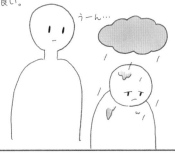

99

その人の心の中に、火種はいつでもくすぶっている。

屋上もあるし、
高さも十分あるな

火は、いつまたつくかわからない。

身投げに
うってつけのビルだ…

一緒に考え、悩んで、自殺に走る原因を探すしかない。

原因が何かを
まず考えてみよう

自殺

原因

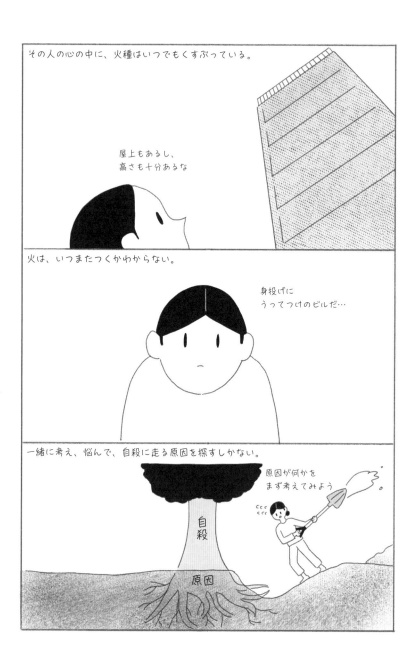

私の話に戻って、

こわい…
無理かも…

何度も続けて失敗すると、逆に生きてみようという気になった。

死ぬのは、死んでも無理だ…
まずは生きてみよう

カウンセリングを受けてみたいという話を母にした。

ん？

お母さん、カウンセリング
受けてみてもいいかな？

幸い、清掃の仕事のおかげで、金銭的に大きな負担にはならなかった。

どれくらい
かかるの？

こういう点でも清掃の仕事に助けられている部分が大きい。

母も私を尊重してくれた。

そうね、
一度行ってみても
いいかもね

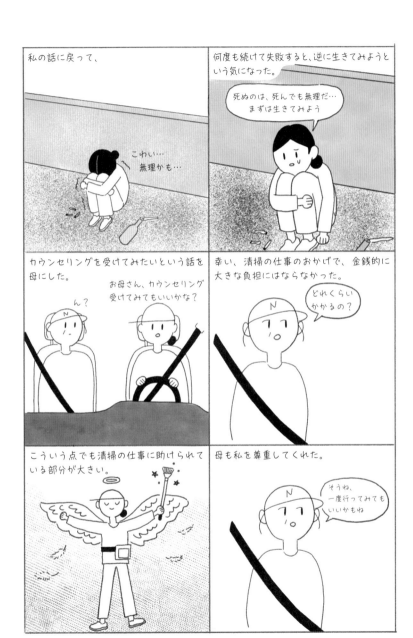

もし私が普通に生きていける人だったら、

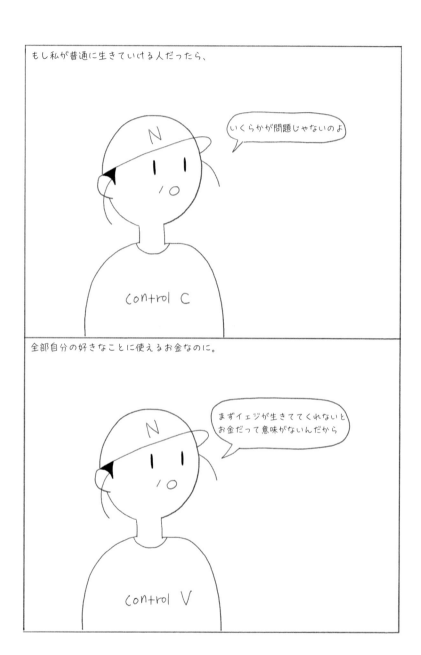

全部自分の好きなことに使えるお金なのに。

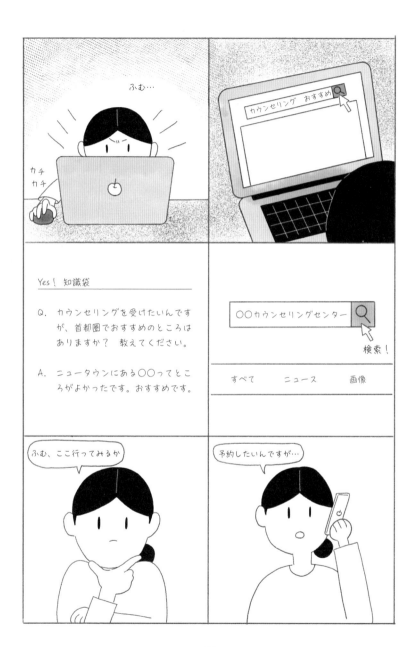

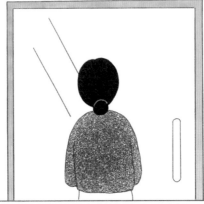

○○カウンセリングセンター

また緊張してきた。

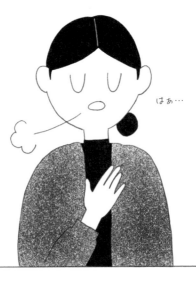

はぁ…

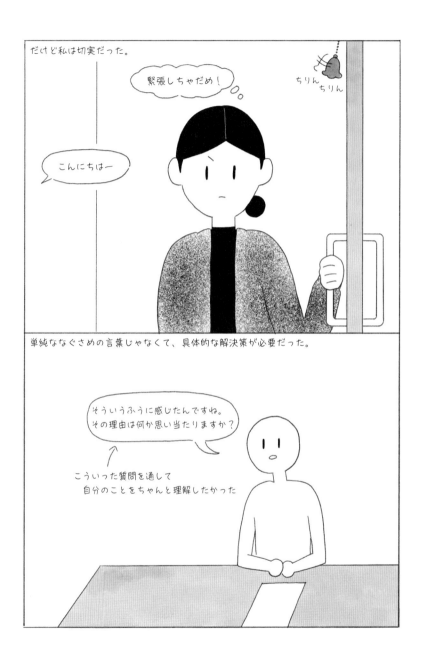

だけど私は切実だった。

緊張しちゃだめ！

ちりん
ちりん

こんにちはー

単純ななぐさめの言葉じゃなくて、具体的な解決策が必要だった。

そういうふうに感じたんですね。
その理由は何か思い当たりますか？

こういった質問を通して
自分のことをちゃんと理解したかった

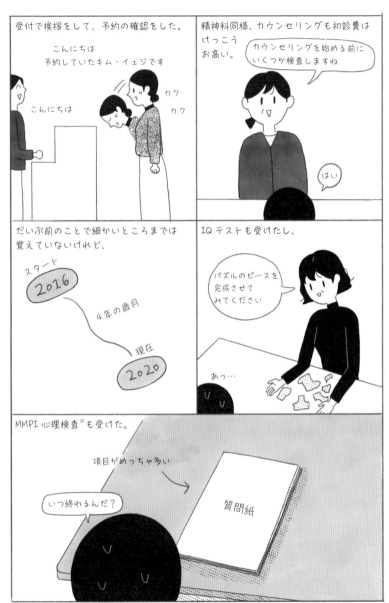

受付で挨拶をして、予約の確認をした。

こんにちは
予約していたキム・イェジです

こんにちは

カク
カク

精神科同様、カウンセリングも初診費はけっこうお高い。

カウンセリングを始める前にいくつか検査しますね

はい

だいぶ前のことで細かいところまでは覚えていないけれど、

スタート
2016

4年の歳月

現在
2020

IQテストも受けたし、

パズルのピースを完成させてみてください

あっ…

MMPI心理検査※も受けた。

項目がめっちゃ多い

いつ終わるんだ？

質問紙

※ ミネソタ多面人格目録。世界的に広く使用されている心理検査のひとつ。

106

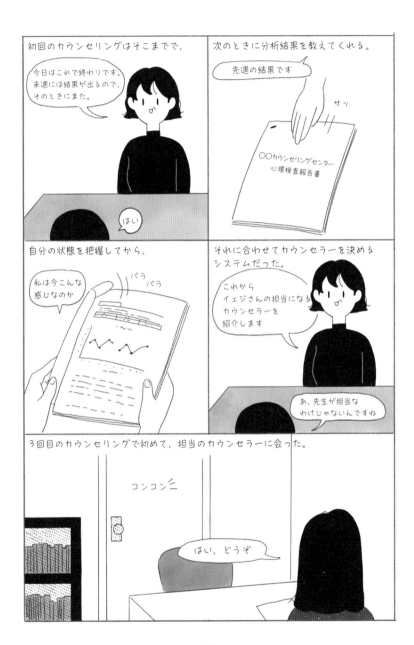

担当のカウンセラーの先生は、華奢で目の大きな人だった。

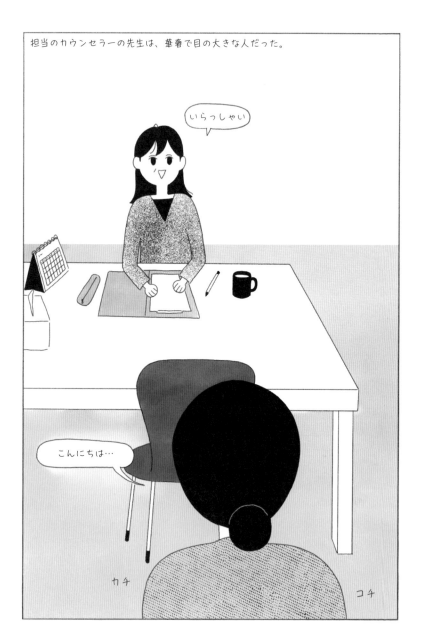

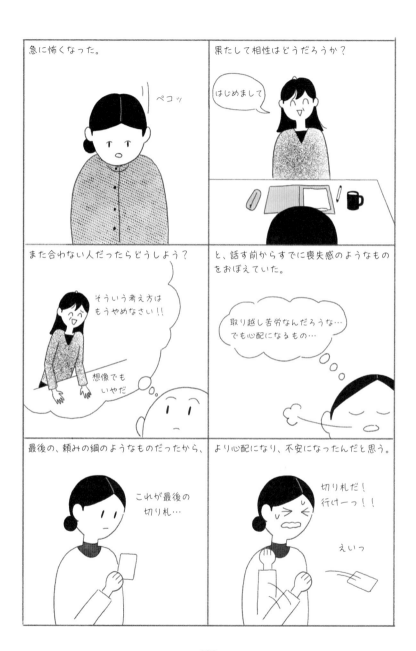

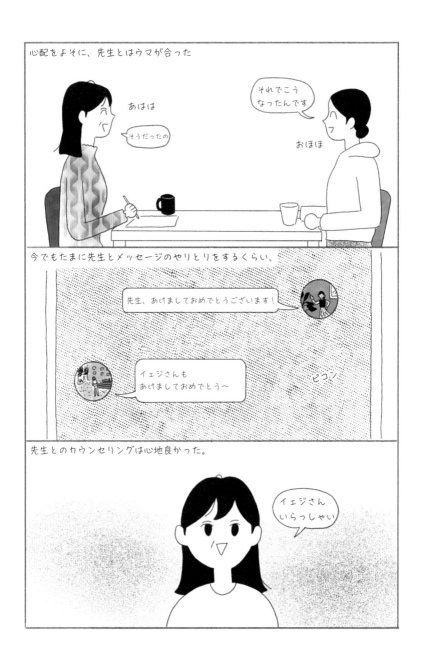

心配をよそに、先生とはウマが合った

あはは

そうだったの

それでこう
なったんです

おほほ

今でもたまに先生とメッセージのやりとりをするくらい、

先生、あけましておめでとうございます！

イェジさんも
あけましておめでとう〜

ピコン

先生とのカウンセリングは心地良かった。

イェジさん
いらっしゃい

110

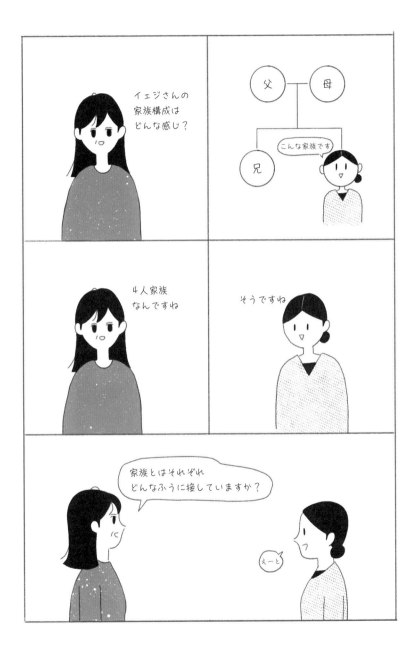

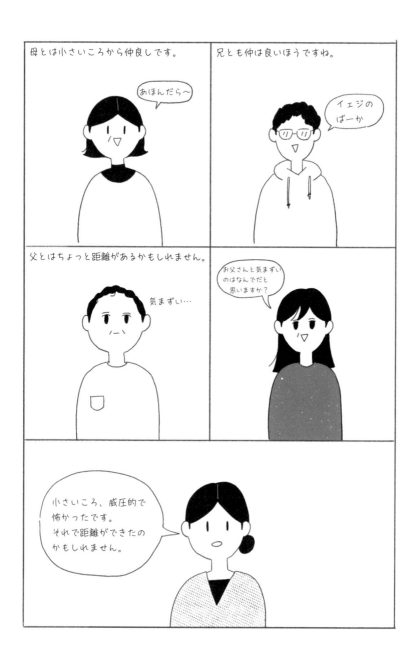

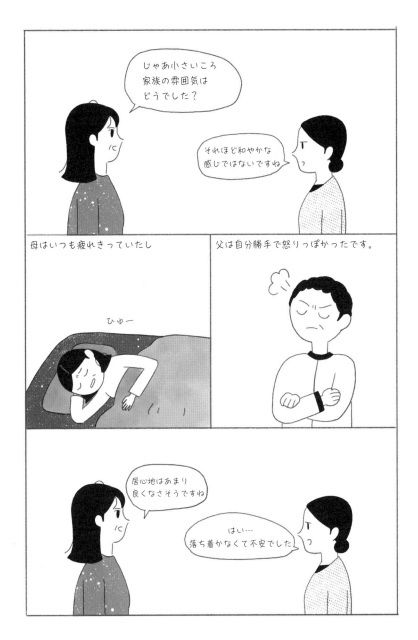

113

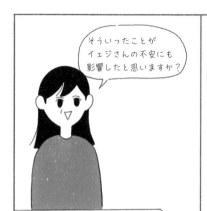

そういったことが
イェジさんの不安にも
影響したと思いますか?

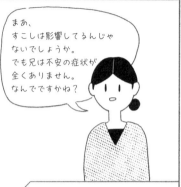

まあ、
すこしは影響してるんじゃ
ないでしょうか。
でも兄は不安の症状が
全くありません。
なんでですかね?

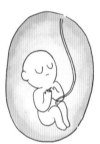

イェジさんの
生まれ持った気質も
ありそうですね。
同じ環境で育っても
兄弟で症状が
違うことは
ありますもの。

私の不安障害は

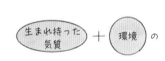

生まれ持った
気質　＋　環境　の

結果だった。

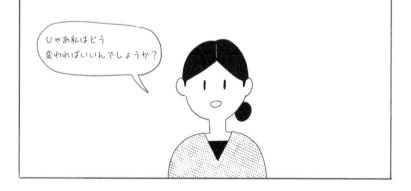

じゃあ私はどう
変ればいいんでしょうか?

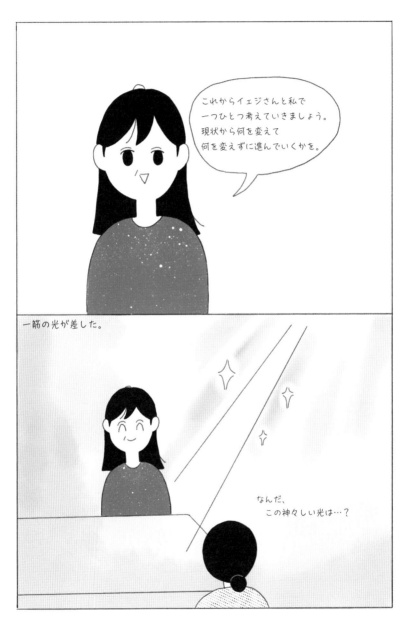

これからイェジさんと私で
一つひとつ考えていきましょう。
現状から何を変えて
何を変えずに進んでいくかを。

一筋の光が差した。

なんだ、
この神々しい光は…？

115

そういうふうに先生と、些細な世間話に至るまで密度の濃い時間を過ごし、

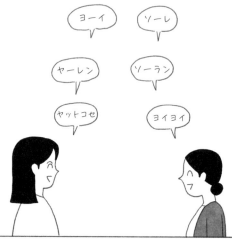

会話を交わしながら、質問をしたり、応援してもらったり、考えを改めたりもした。

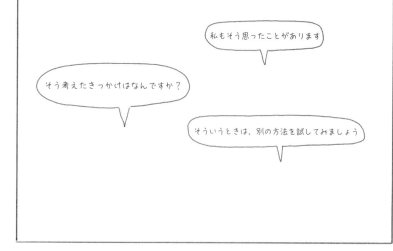

先生とのやりとりは、楽しくて、心が洗われるようだった。

先生とのカウンセリングは、
サウナの後みたいにスッキリ爽快だな〜！
次のカウンセリングが待ち遠しい！

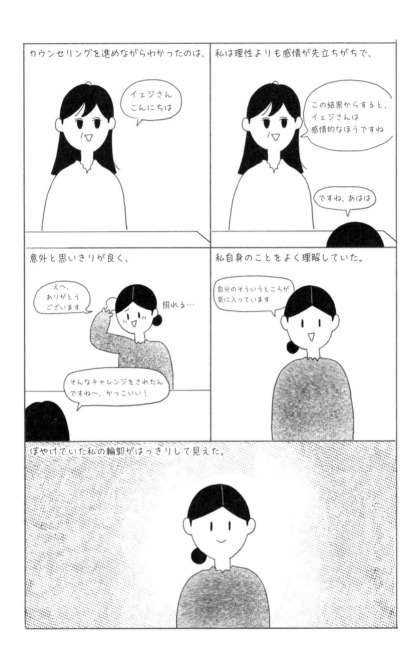

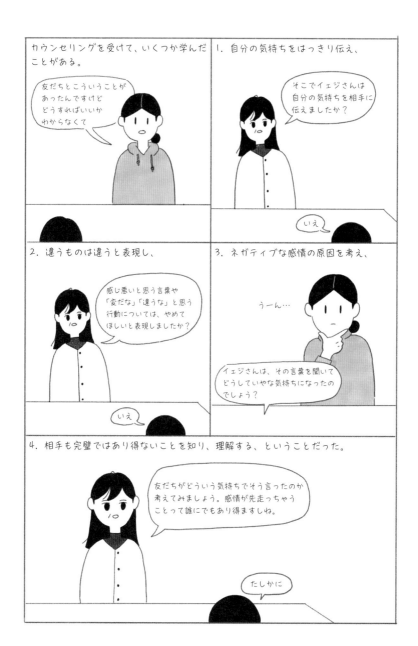

先生には恋愛についてもよく相談していた。

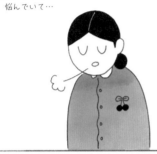

最近　すごく
　悩んでいて…

その当時、付き合っている人がいたのだが、

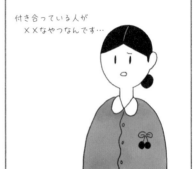

付き合っている人が
　××なやつなんです…

良くないとはわかっていながらも

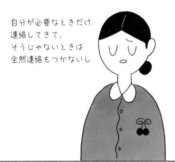

自分が必要なときだけ
連絡してきて、
そうじゃないときは
全然連絡もつかないし

自分をコントロールできずに
流されてばかりいた。

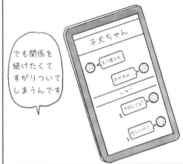

でも関係を
続けたくて
すがりついて
しまうんです

子犬ちゃん

もう寝る？

おやすみ

予約してる？

忙しいの？

結果、相手にはちょろいと見くびられ、ぞんざいに扱われていた。

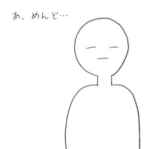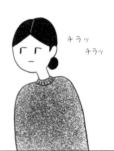

あ、めんど…

チラッ
チラッ

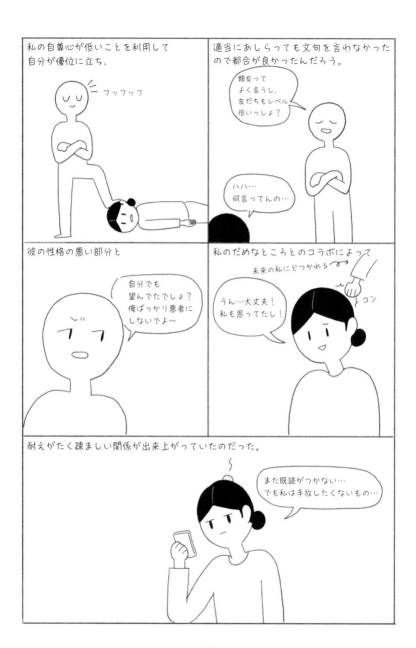

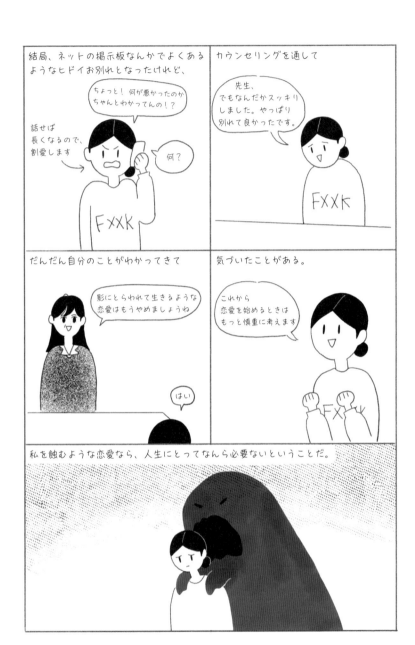

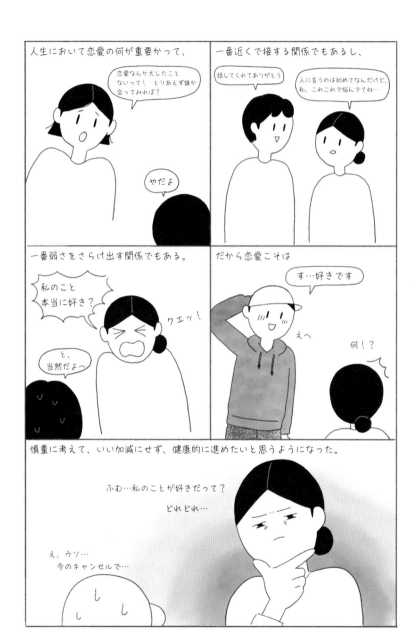

カウンセリングを続けながら、私はすこしずつ活力を取り戻していった。

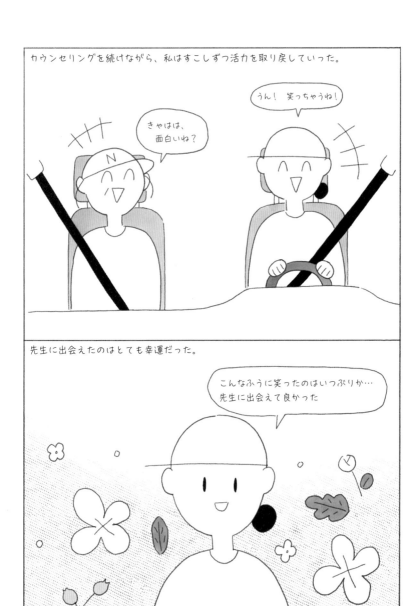

先生に出会えたのはとても幸運だった。

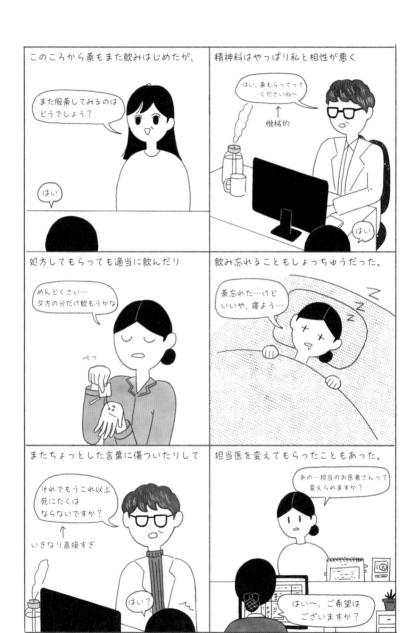

125

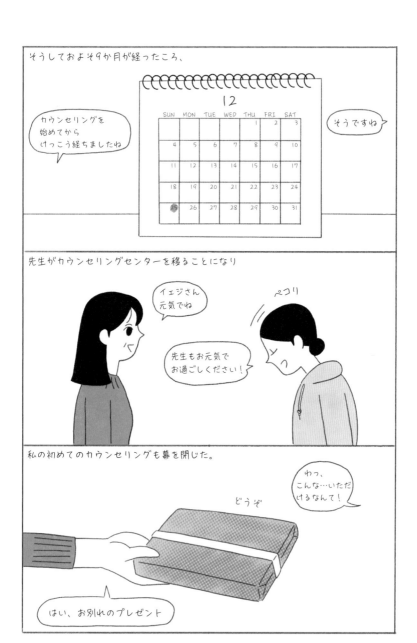

先生からのプレゼントは、本当にすてきだった。

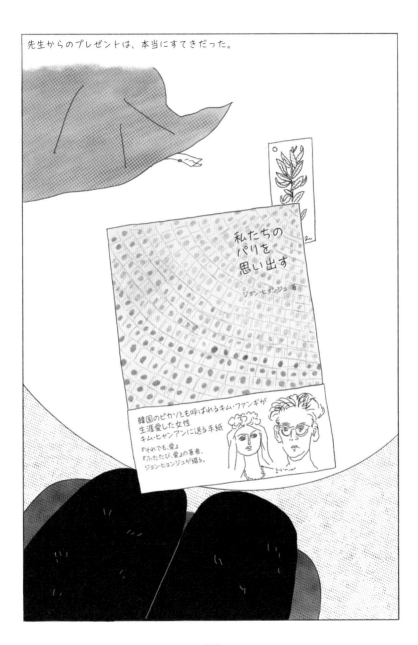

私たちの
パリを
思い出す

ジョン・ヒョンジュ 著

韓国のピカソとも呼ばれるキム・ファンギが
生涯愛した女性
キム・ヒャンアンに送る手紙

『それでも、愛』
『ふたたび、愛』の著者、
ジョン・ヒョンジュが綴る。

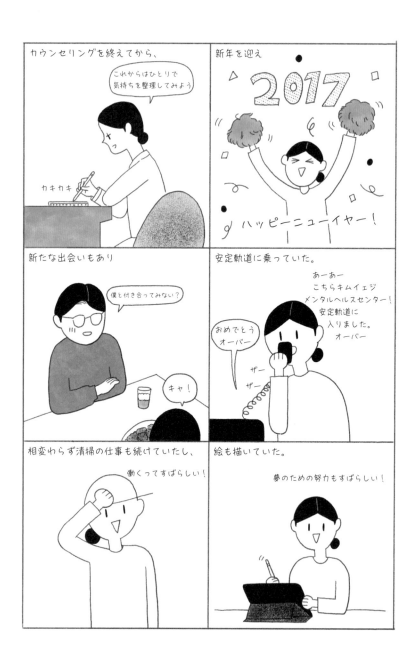

128

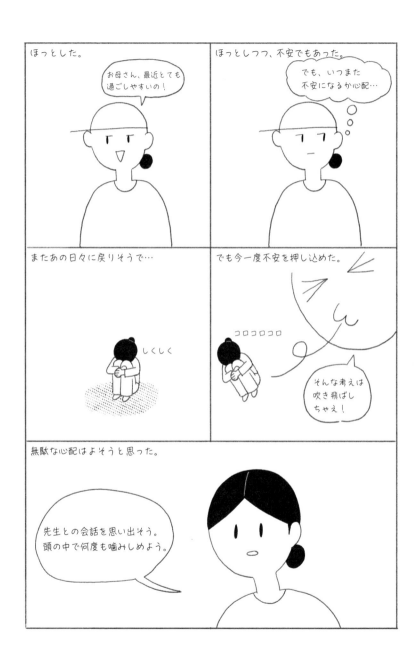

メビウスの輪は私の人生の至るところにあり、

メビウスの輪

表裏切れ目なくつながっている帯。
無限に繰り返される物事の比喩としても用いられる。

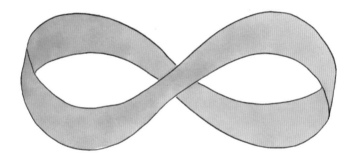

恐ろしいことに、それはうつにも当てはまった。

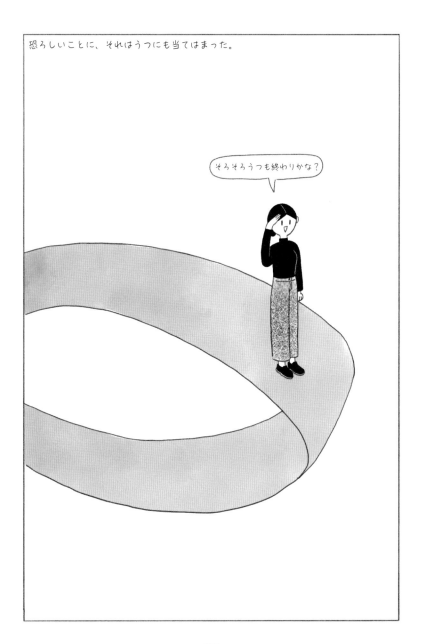

そろそろうつも終わりかな？

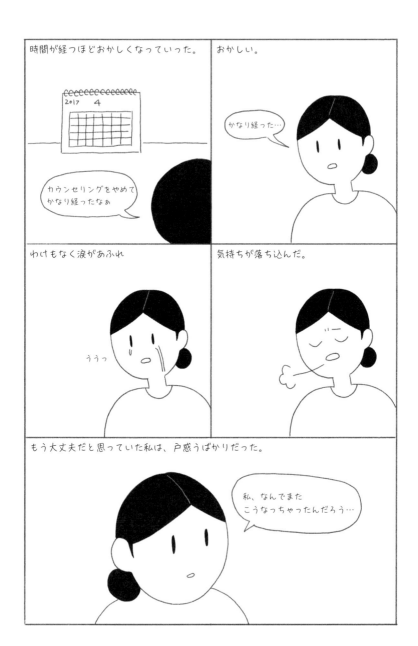

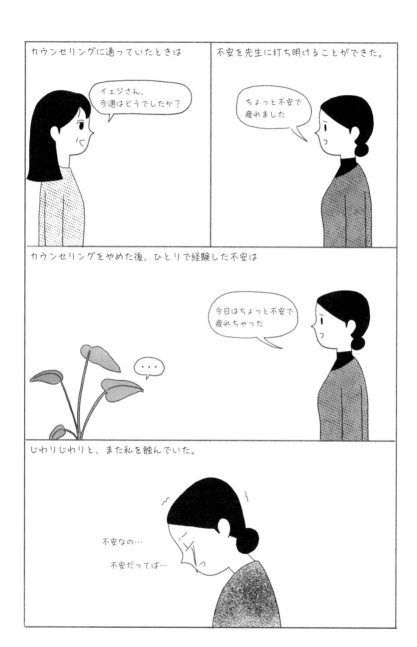

絵の仕事は相変わらずうまく行っておらず、

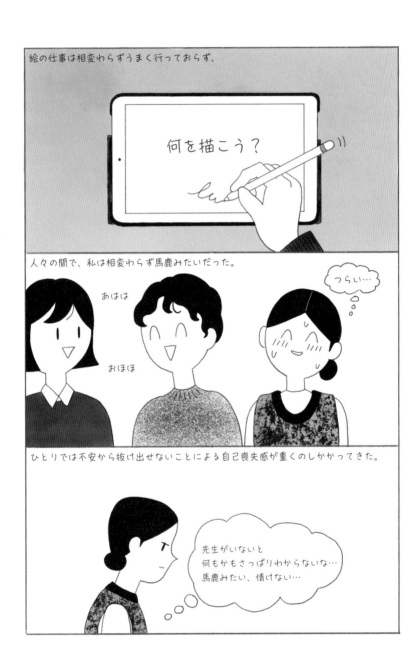

人々の間で、私は相変わらず馬鹿みたいだった。

あはは

おほほ

つらい…

ひとりでは不安から抜け出せないことによる自己喪失感が重くのしかかってきた。

先生がいないと
何もかもさっぱりわからないな…
馬鹿みたい、情けない…

ひと時の幸せは花火のように消えていった。

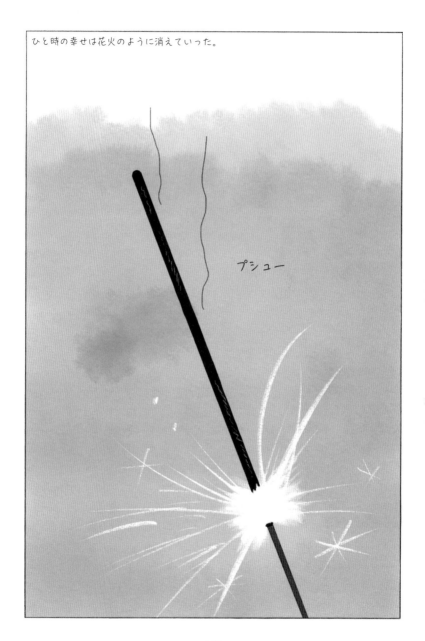

プシュー

そう、またやってきたのだ。

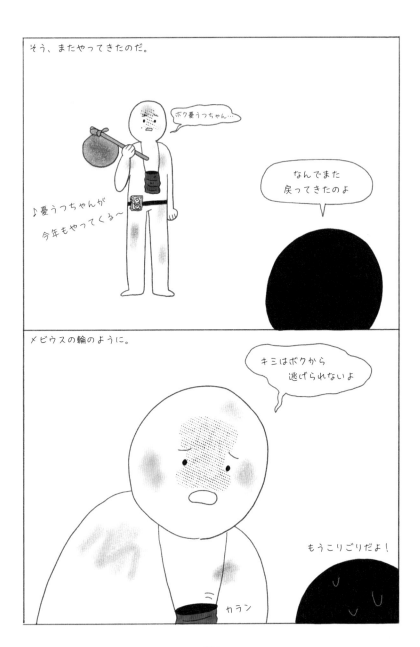

メビウスの輪のように。

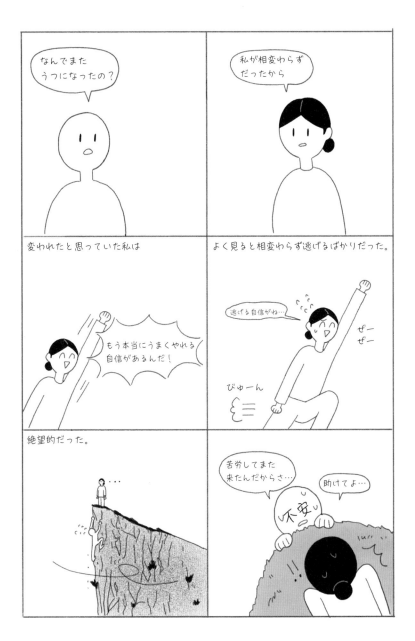

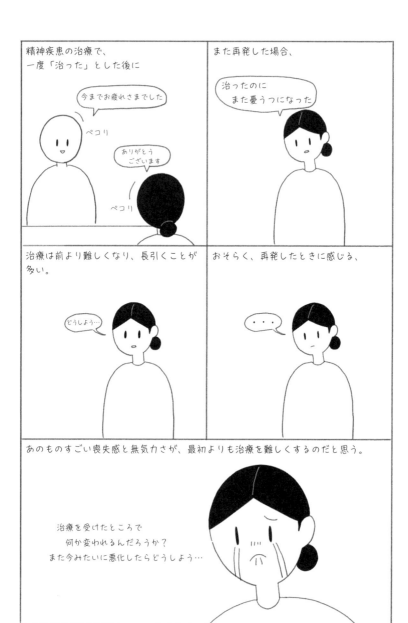

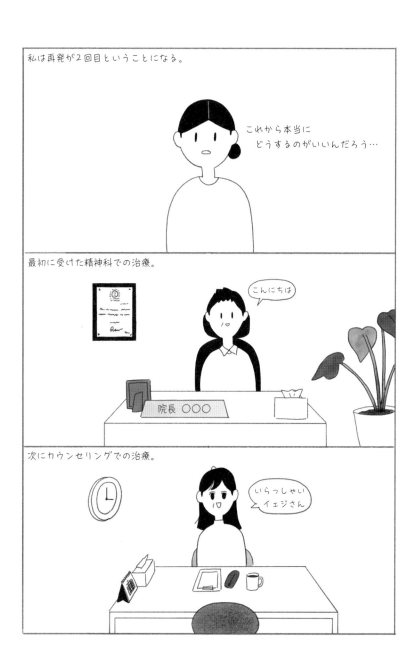

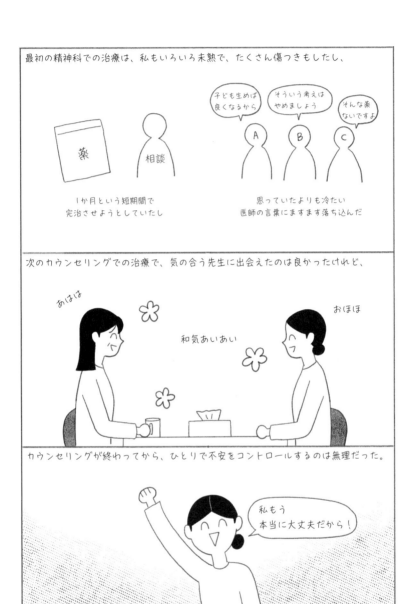

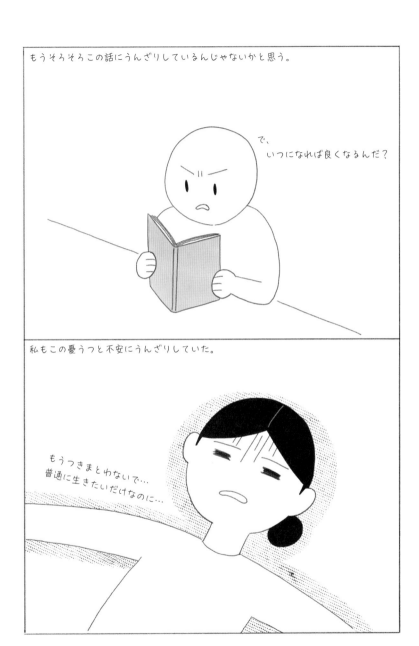

もうそろそろこの話にうんざりしているんじゃないかと思う。

で、
いつになれば良くなるんだ?

私もこの憂うつと不安にうんざりしていた。

もうつきまとわないで…
普通に生きたいだけなのに…

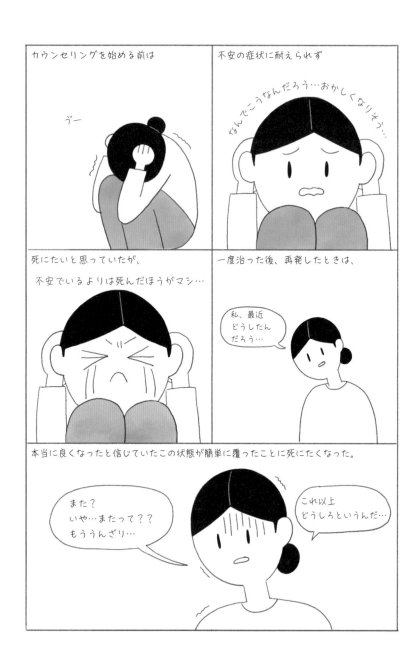

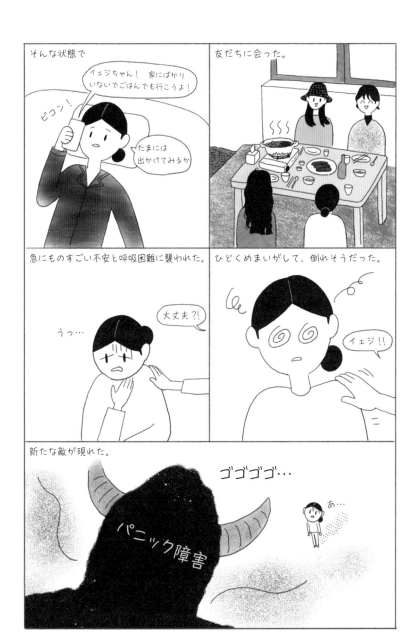

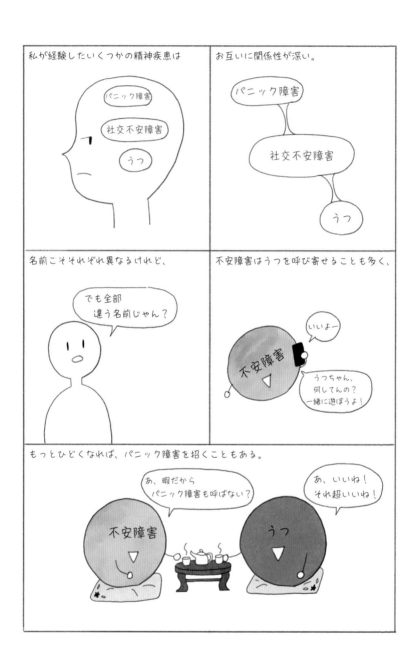

その後から、夜眠るのが怖くなった。

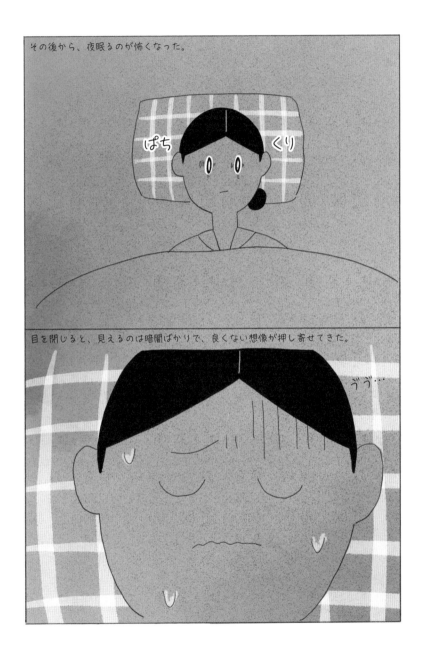

ぱち

くり

目を閉じると、見えるのは暗闇ばかりで、良くない想像が押し寄せてきた。

ブブ…

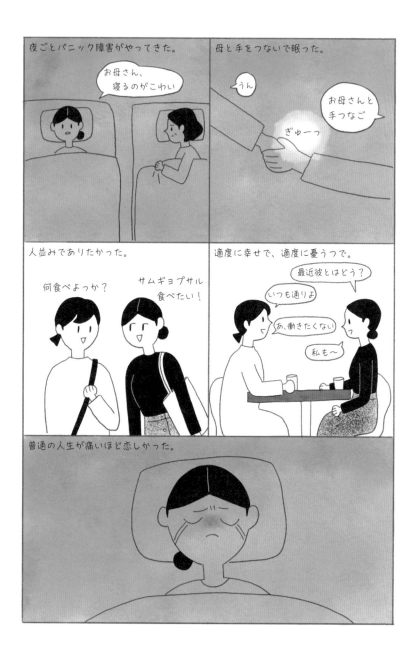

暗くじめじめした長いトンネルを歩いていた。

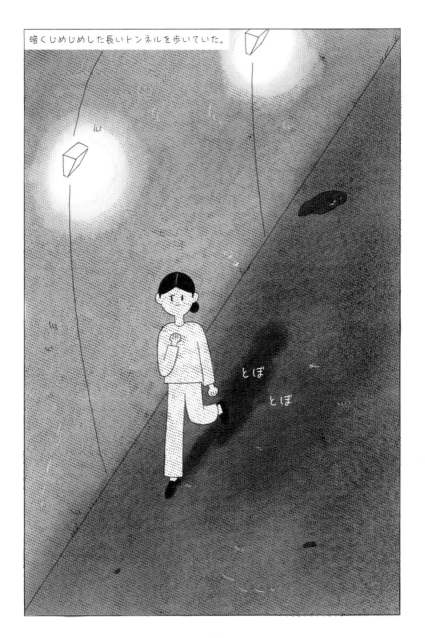

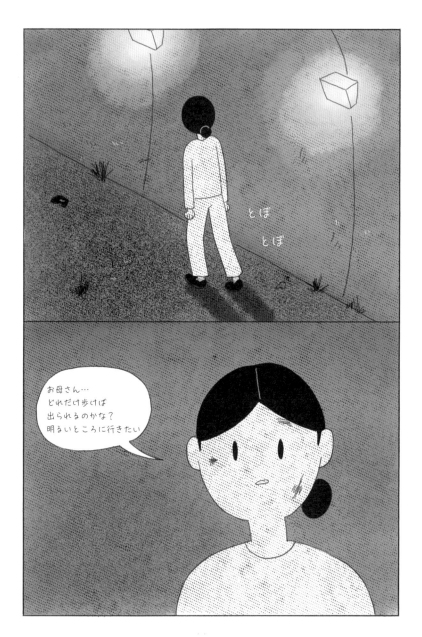

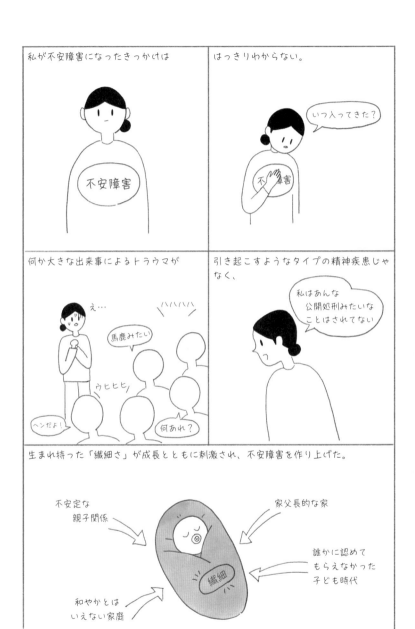

149

そういう場合もあると知らなかったときは、自分のことながら納得がいかなかった。

特別つらい経験があるわけじゃないし、
みんなつらい思いして生きてるのに、
なんで私だけこんなに不安でつらいんだろう？
大げさなのかな？

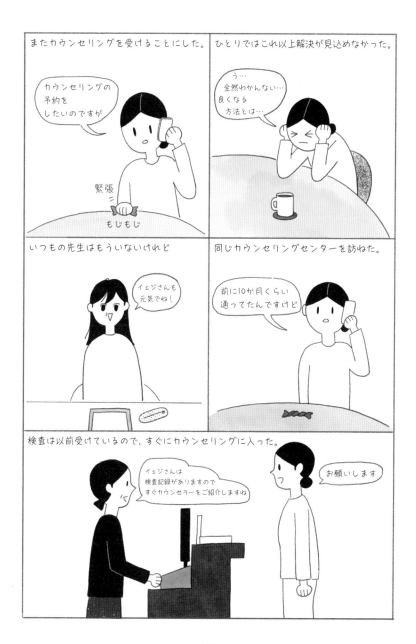

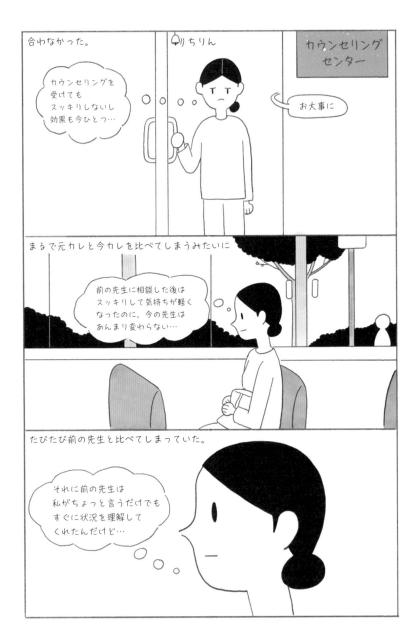

良くないと思いながらも、頭と体がばらばらに行動していた。

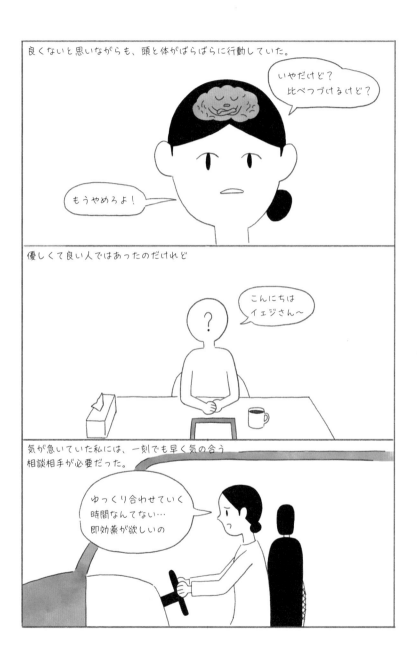

優しくて良い人ではあったのだけれど

気が急いていた私には、一刻でも早く気の合う
相談相手が必要だった。

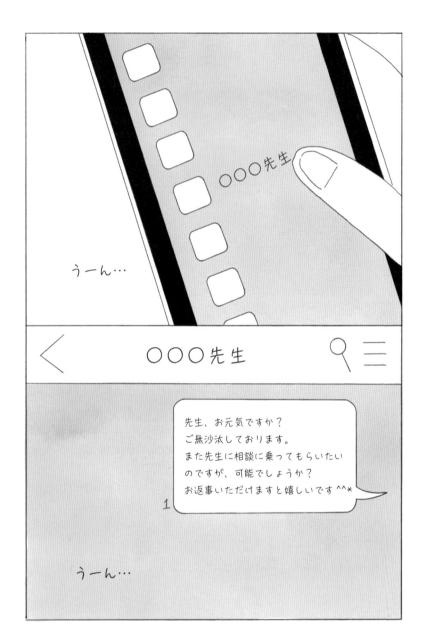

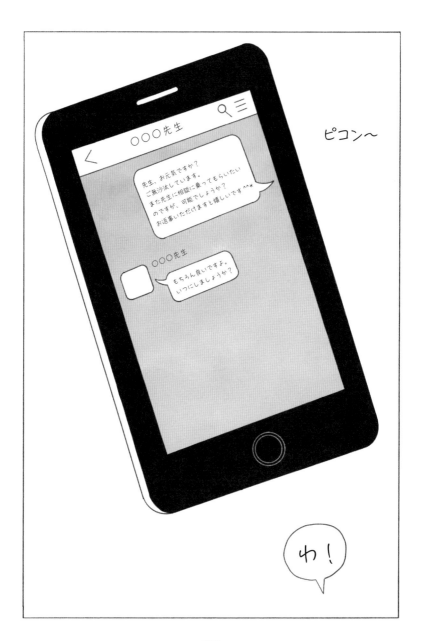

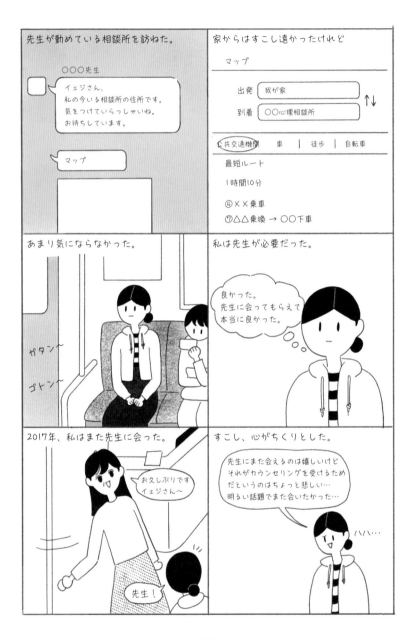

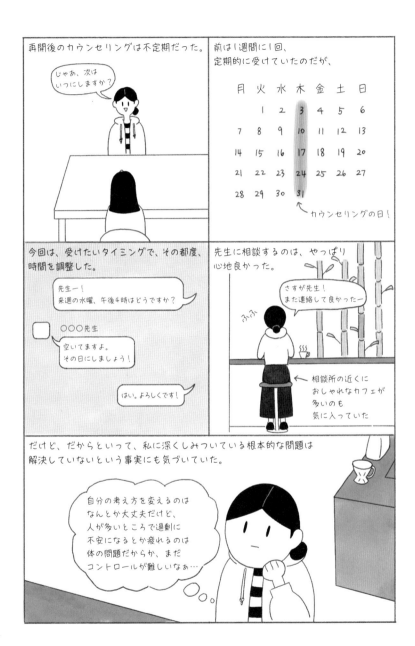

再開後のカウンセリングは不定期だった。

じゃあ、次は
いつにしますか？

前は1週間に1回、
定期的に受けていたのだが、

月	火	水	木	金	土	日
	1	2	3	4	5	6
7	8	9	10	11	12	13
14	15	16	17	18	19	20
21	22	23	24	25	26	27
28	29	30	31			

← カウンセリングの日！

今回は、受けたいタイミングで、その都度、
時間を調整した。

先生ー！
来週の水曜、午後4時はどうですか？

○○○先生

空いてますよ。
その日にしましょう！

はい。よろしくです！

先生に相談するのは、やっぱり
心地良かった。

さすが先生！
また連絡して良かったー

ふふ

← 相談所の近くに
おしゃれなカフェが
多いのも
気に入っていた

だけど、だからといって、私に深くしみついている根本的な問題は
解決していないという事実にも気づいていた。

自分の考え方を変えるのは
なんとか大丈夫だけど、
人が多いところで過剰に
不安になるとか疲れるのは
体の問題だからか、まだ
コントロールが難しいなぁ…

157

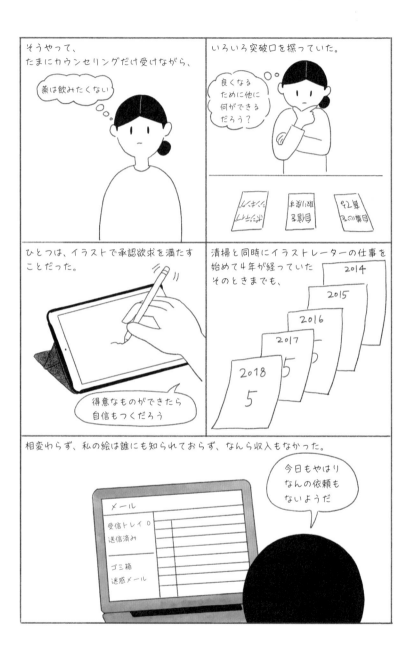

それが余計に自信を削いでいるような気がした。

私ができることを
一生懸命やってみよう

不安障害は
しょうがない
として

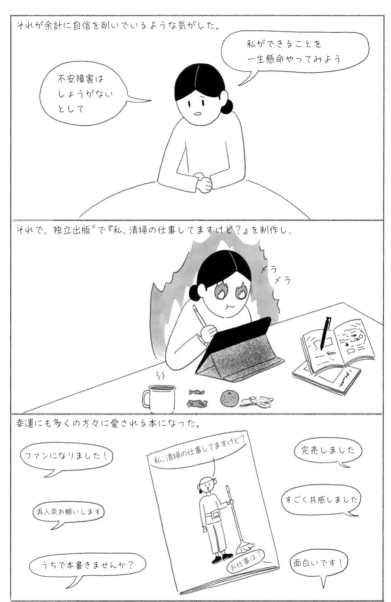

それで、独立出版※で『私、清掃の仕事してますけど？』を制作し、

幸運にも多くの方々に愛される本になった。

ファンになりました！

完売しました

再入荷お願いします

すごく共感しました

うちで本書きませんか？

私、清掃の仕事してますけど？

お仕事は？

面白いです！

※ 日本でいう自費出版と同人誌の中間の形。独立出版の本をメインに扱う独立系書店やインターネット書店を通して販売される。

生まれて初めての気持ちだった。

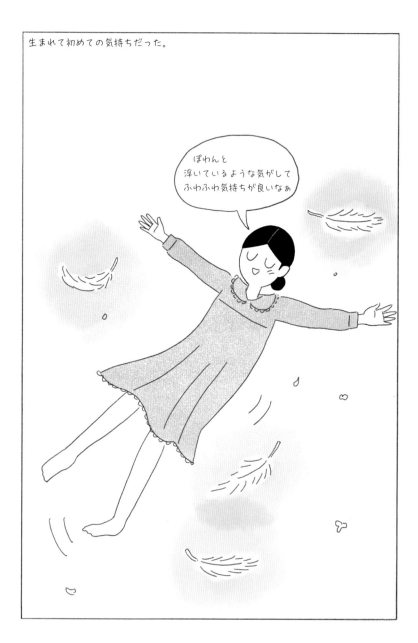

初めて人に認められた。

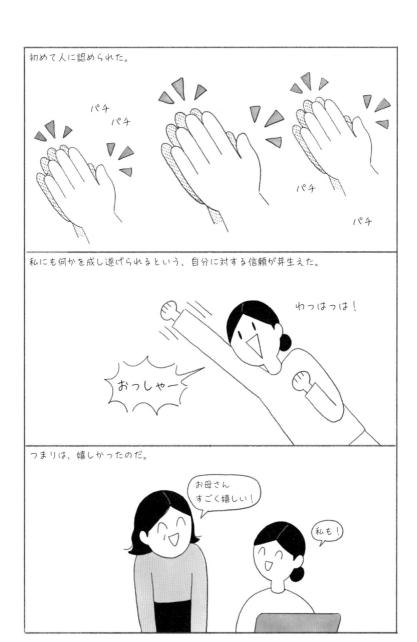

私にも何かを成し遂げられるという、自分に対する信頼が芽生えた。

つまりは、嬉しかったのだ。

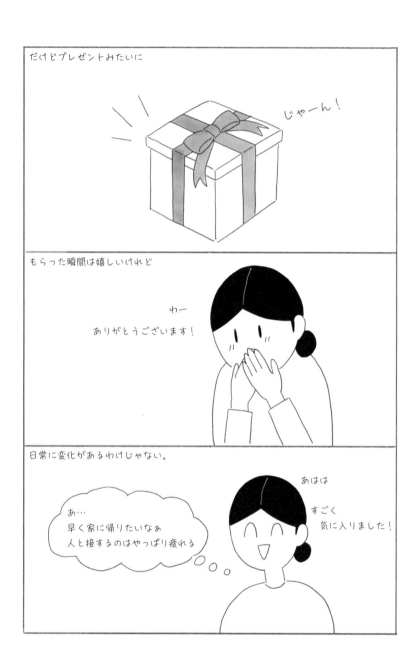

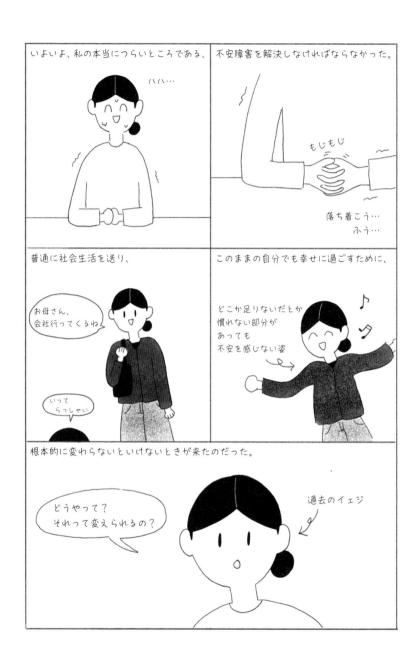

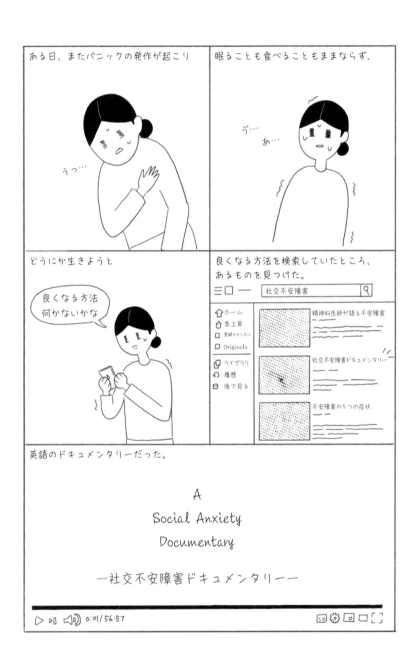

画質の粗さや人々の服装からすると、だいぶ昔の映像のようだった。

愚かに見えたり、無能に見えたり、ヘンだと思われたり、
人々に非難されたり

なんとなくで見はじめたけれど

ちょっと
見て
みるか

私に大きな影響を及ぼすことになった。

－END－
SENIOR PRODUCER
Avner Tavori

すごい…

扱われている事例はどれも共感できる
ものだったし

私は自分が
社交不安障害と
知りませんでしたし、
実際その当時は、
社交不安障害という言葉もありませんでした。

彼らが良くなっていく過程を見ると、希望を
持つことができた。

最後にあなたと会ったときから
はるかに心が軽くなったわ

165

社交不安障害は、一般に人々が感じる「恥ずかしさ」とは異なるものである。

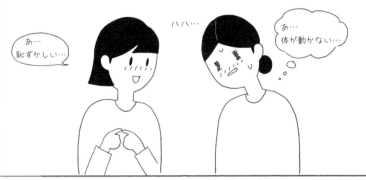

普通の人にとっては「恥ずかしさ」だけれど、社交不安障害の当事者にとっては「恐怖」だ。

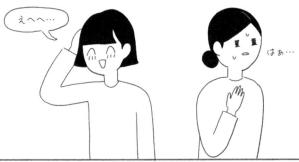

普通の人なら、恥ずかしいからといって、気持ち悪くなったり行動をためらったりするようなことはない。

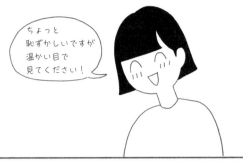

でも社交不安障害の当事者は、
パニックに陥ったり、体が言うことを聞かなくなったりする。

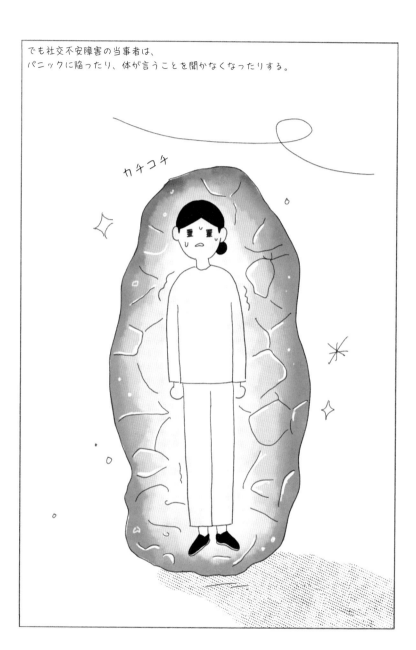

この点で、社交不安障害がなぜ病気なのかがわかる。

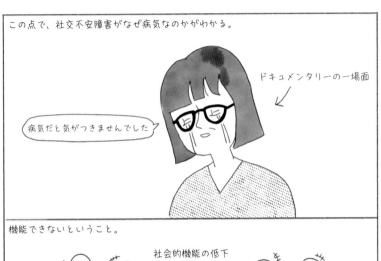

ドキュメンタリーの一場面

病気だと気がつきませんでした

機能できないということ。

社会的機能の低下

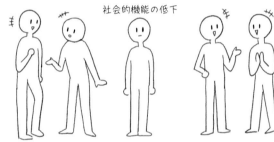

それによって、社会的に孤立するということ。

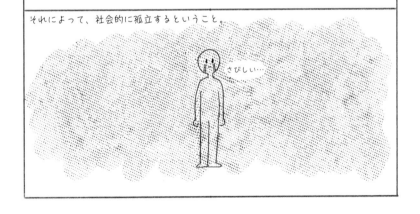

さびしい…

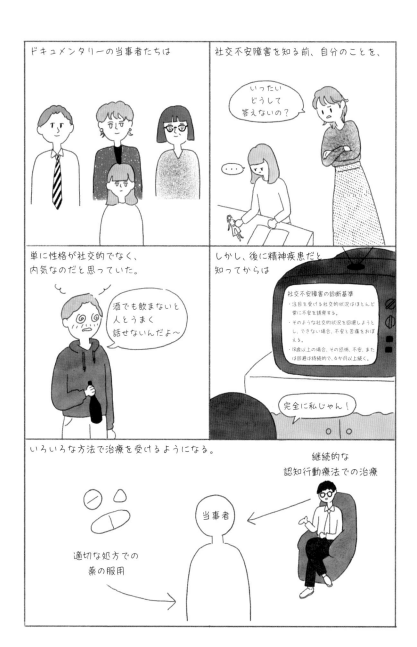

映像では、薬物療法について詳しく説明されていた。

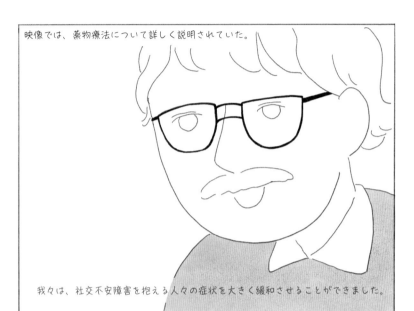

　　我々は、社交不安障害を抱える人々の症状を大きく緩和させることができました。

社交不安障害を抱える人たちの脳を分析し、
セロトニン吸収において、そうでない人たちとの違いを見つけたという。

明るく表示されている部分に
セロトニンの輸送量が密集している

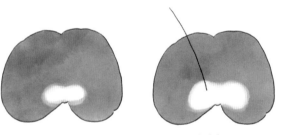

一般的な人の脳　　　　　　　　社交不安障害の人の脳

社交不安障害を抱える人たちに
選択的セロトニン再取り込み阻害薬 (SSRI) を投薬すると

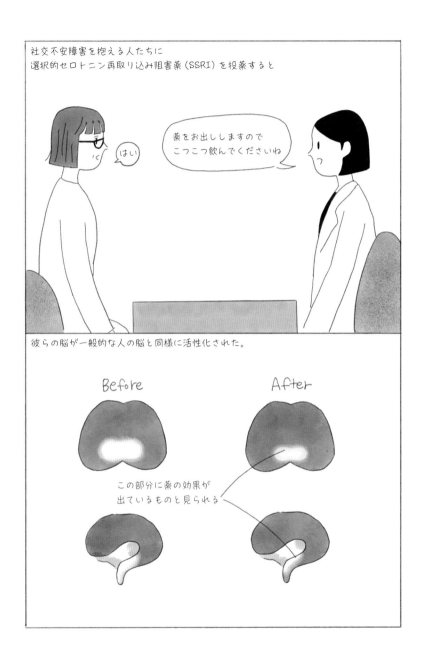

彼らの脳が一般的な人の脳と同様に活性化された。

171

これによって過剰な不安の症状が減るという効果が得られた。

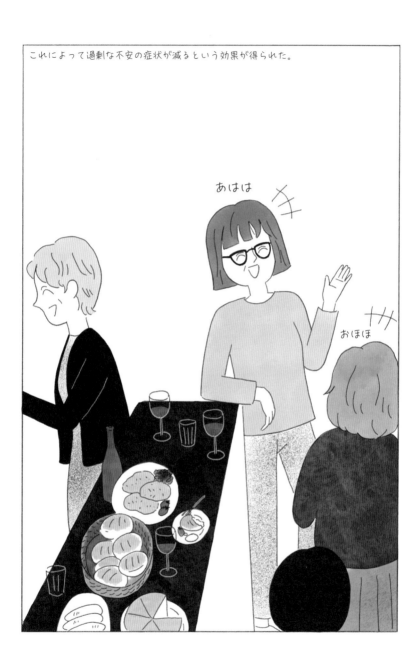

そうして、以前ならたまらなく不安だったような状況で、
ポジティブな経験をだんだんと重ねながら、社会的な機能を取り戻していく。

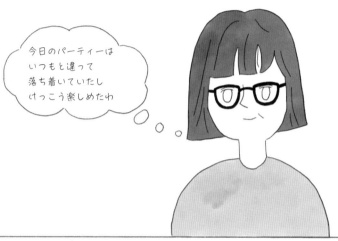

今日のパーティーは
いつもと違って
落ち着いていたし
けっこう楽しめたわ

また、認知行動療法も、大きな助けとなる。

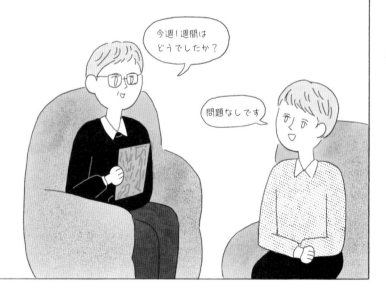

今週1週間は
どうでしたか？

問題なしです

認知行動療法は、不安障害とともに積もりに積もったネガティブな考え方を

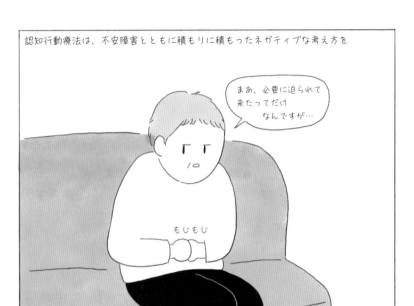

まあ、必要に迫られて
来たってだけ
　　　なんですが…

もじもじ

リセットして立て直し、ポジティブな方向へと導く方法である。

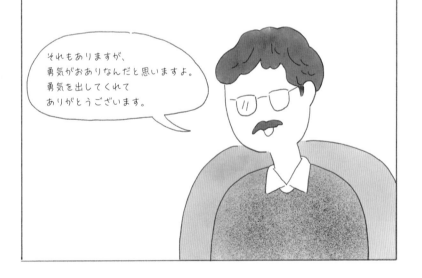

それもありますが、
勇気がおありなんだと思いますよ。
勇気を出してくれて
ありがとうございます。

今まで不安のせいで行けずにいた集まりに
顔を出すとか

思いきって出かけてみて、

今夜集まるんだよね？
私も参加していい？

もちろん！

お久しぶり
ですね

ええ、本当に

神経質すぎる見方で自分をとらえるのではなく、

いざとなるとまた馬鹿みたいに
何も喋れなくなるんじゃない？
きっとみんな私のこと
ヘンに思うわ…どうしよう…

思っていたよりも悪くない自分の姿に、より焦点を当てて見るのである。

思ったよりも会話できたし、
緊張もそんなにしなかったわ！
よくやった、私！

ありがとう
ございました！

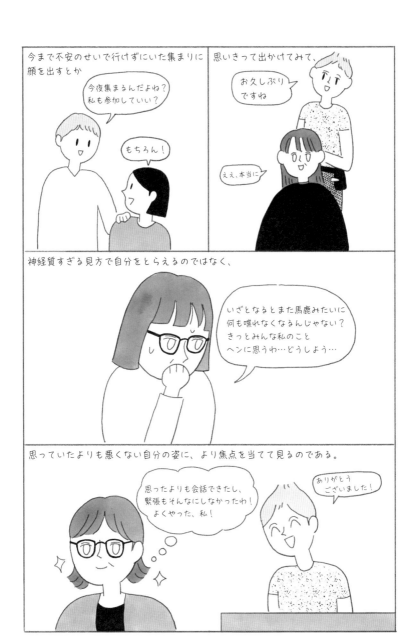

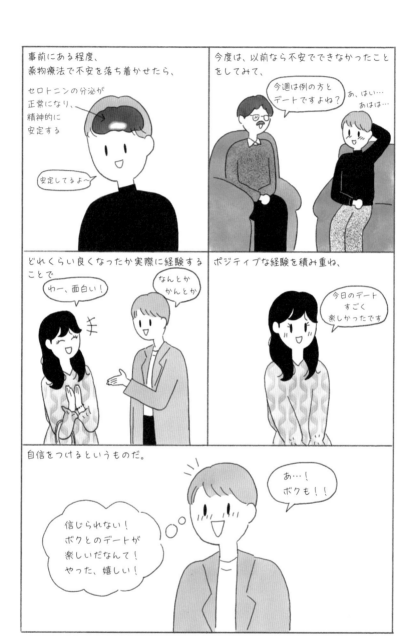

176

そして最後に、

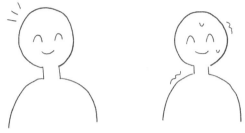

社交不安障害を持っていない人よりは、多くの不安を感じるかもしれません。

社交不安障害は治療が可能で、

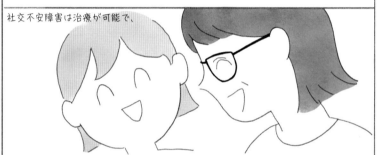

しかし、徐々に、今までできなかったことも、以前よりはるかに不安が軽減された、
ポジティブな気持ちでできるようになるでしょう。

不安から解放されることができるという内容だった。

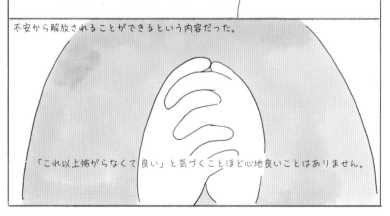

「これ以上怖がらなくて「良い」」と気づくことほど心地良いことはありません。

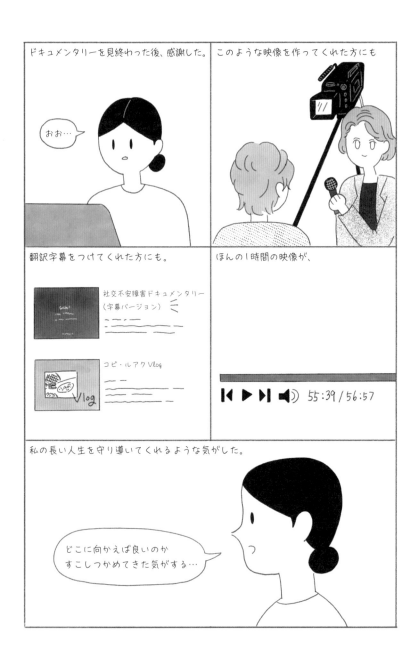

ドキュメンタリーを見終わった後、感謝した。

おお…

このような映像を作ってくれた方にも

翻訳字幕をつけてくれた方にも。

社交不安障害ドキュメンタリー
（字幕バージョン）

コピ・ルアク Vlog

Vlog

ほんの1時間の映像が、

55:39 / 56:57

私の長い人生を守り導いてくれるような気がした。

どこに向かえば良いのか
すこしつかめてきた気がする…

そして、不定期だったカウンセリングを週1回に変更し、

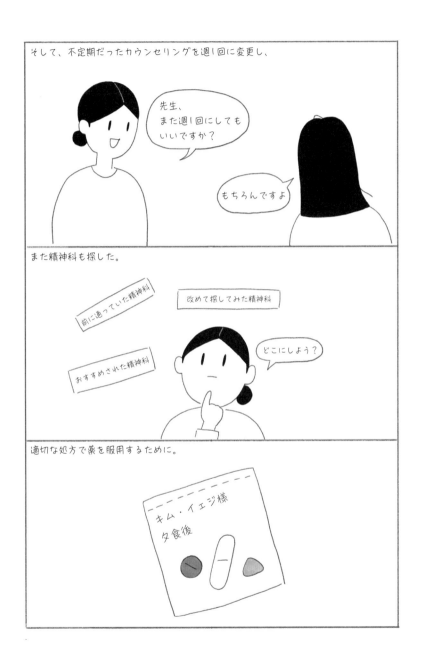

先生、
また週1回にしても
いいですか？

もちろんですよ

また精神科も探した。

前に通っていた精神科

改めて探してみた精神科

おすすめされた精神科

どこにしよう？

適切な処方で薬を服用するために。

キム・イェジ様
夕食後

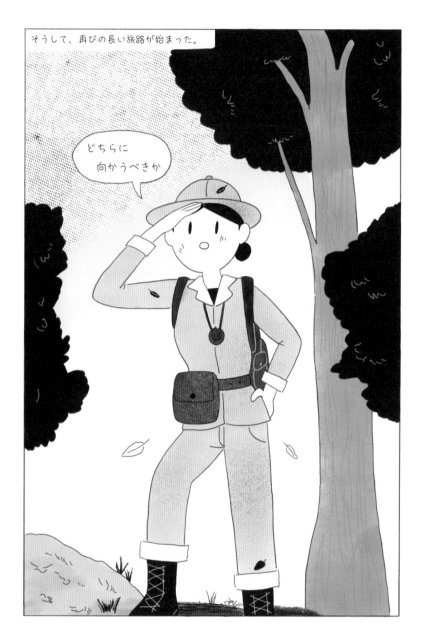

そうして、再びの長い旅路が始まった。

どちらに
向かうべきか

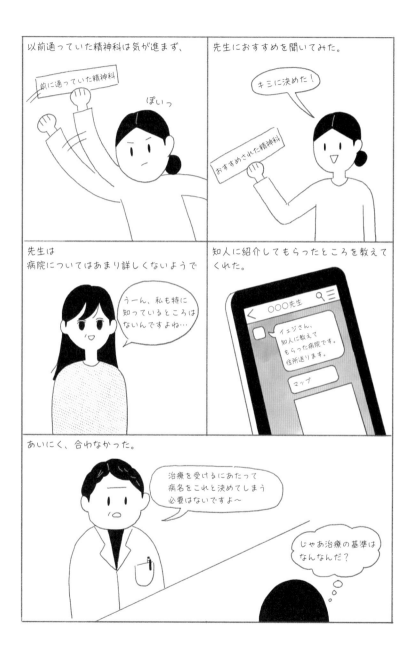

181

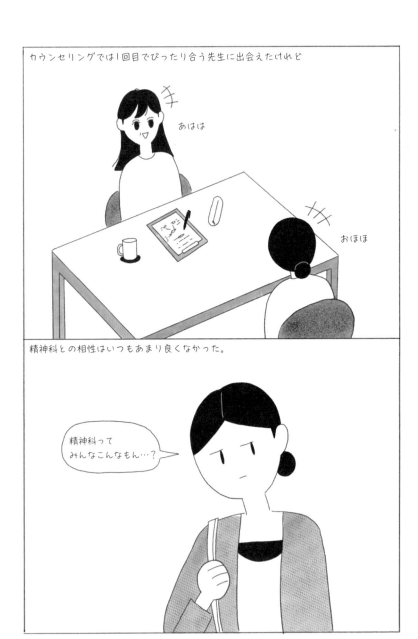

紹介してもらった精神科は、

服用していた薬の処方せんを見せたにもかかわらず、

また、
減薬していると説明したにもかかわらず、

医師の独自の判断で

ものすごい量の薬を処方された。

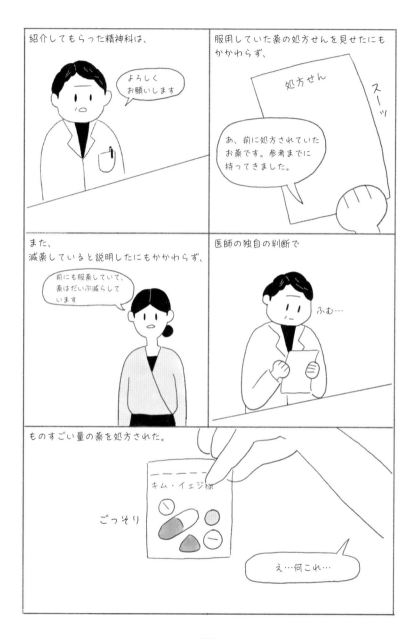

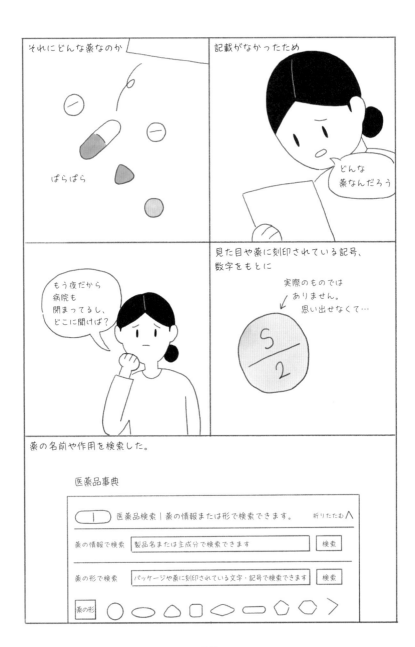

重複した作用の薬も多く、

これはほとんど
同じような効果だなぁ…
2つとも飲まなきゃだめなのかな？

副作用が重い薬もあった。

あ～
この子はちょっと危ないねぇ…

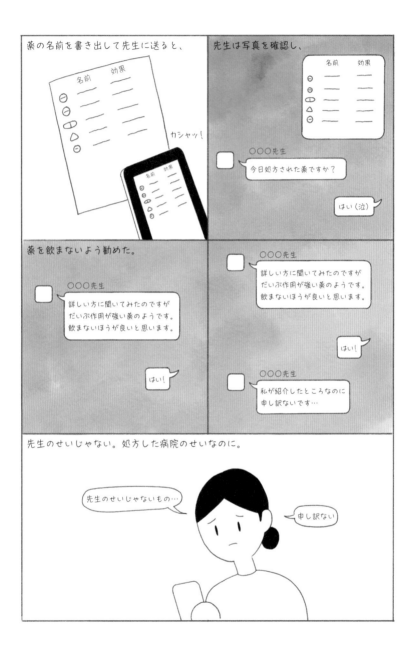

186

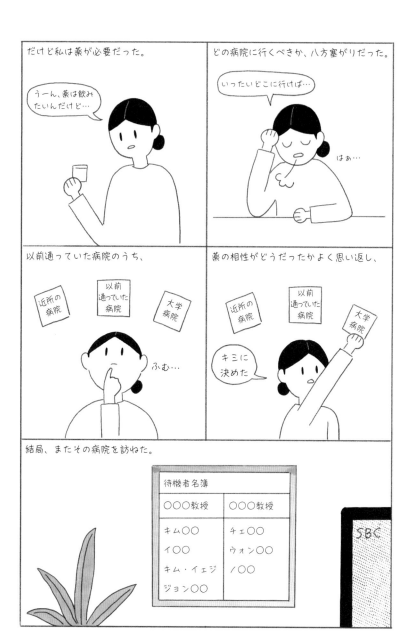

今度は、医師の冷たさや無神経さは気にしないようにし、

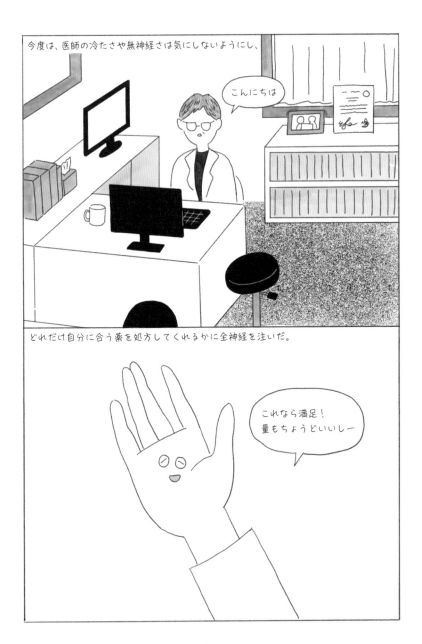

どれだけ自分に合う薬を処方してくれるかに全神経を注いだ。

薬の服用で重要なのは、

まず処方された薬の名前を知ること。

セルトラリン
（SSRI）

ブスパール

エビリファイ

※ 実際の薬の形と異なります。

その薬がどんな作用をするか検索してみること。

社交不安障害の治療

不安障害の治療
不安等症状の
短期的な緩和

うつ状態の治療における
SSRI との併用剤

あるいは医師に直接聞いてみても良い。

この薬はどんな効果が
あるんですか？

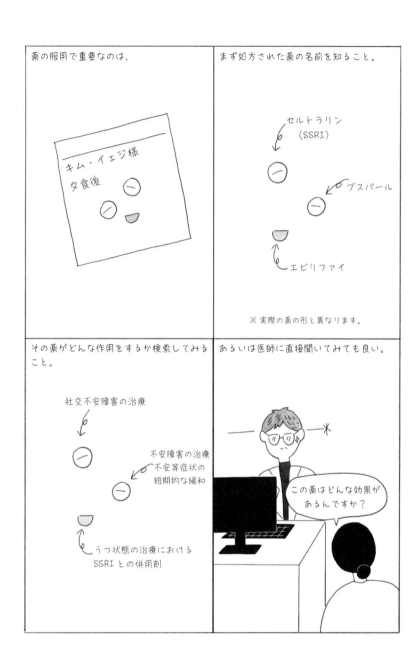

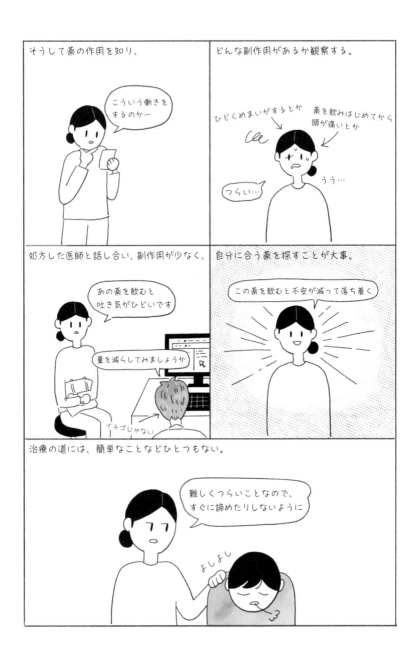

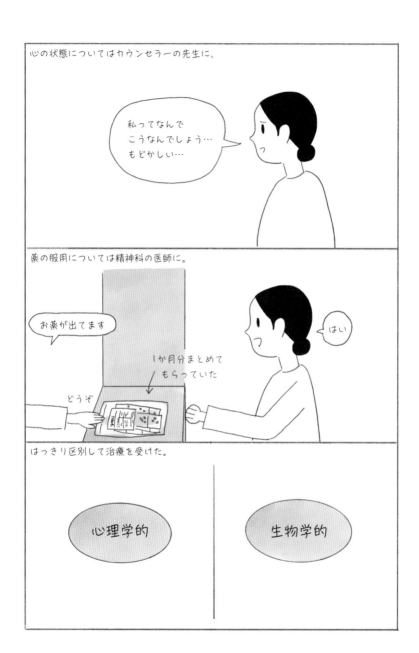

そういう心構えでいると、もうこれ以上精神科で傷つくこともなかった。

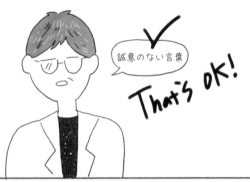

必要なもの、つまり薬さえちゃんとくれれば良い。

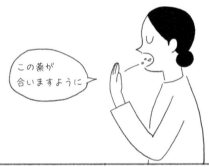

感情的には、他のところで満たされていたから。

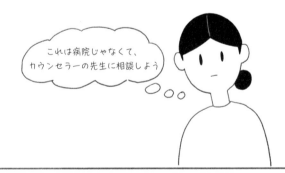

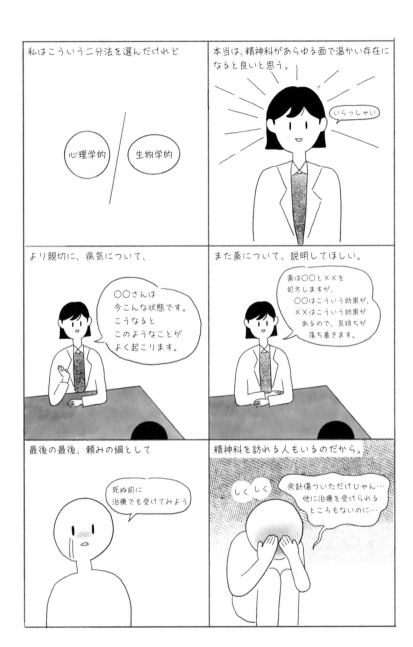

私はこういう二分法を選んだけれど

心理学的 ／ 生物学的

本当は、精神科があらゆる面で温かい存在になると良いと思う。

いらっしゃい

より親切に、病気について、

○○さんは今こんな状態です。こうなるとこのようなことがよく起こります。

また薬について、説明してほしい。

薬は○○と××を処方しますが、○○はこういう効果が、××はこういう効果があるので、気持ちが落ち着きます。

最後の最後、頼みの綱として

死ぬ前に治療でも受けてみよう

精神科を訪れる人もいるのだから。

しくしく

余計傷ついただけじゃん…他に治療を受けられるところもないのに…

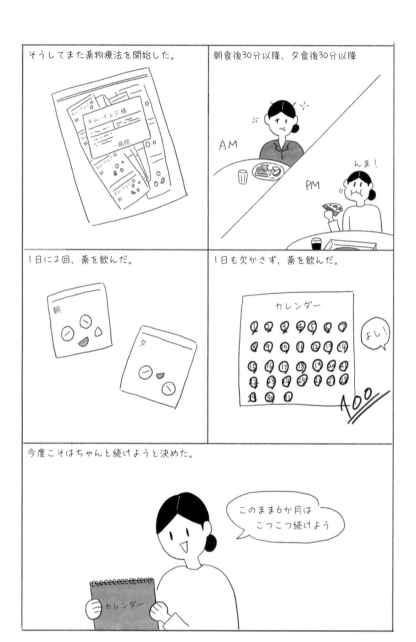

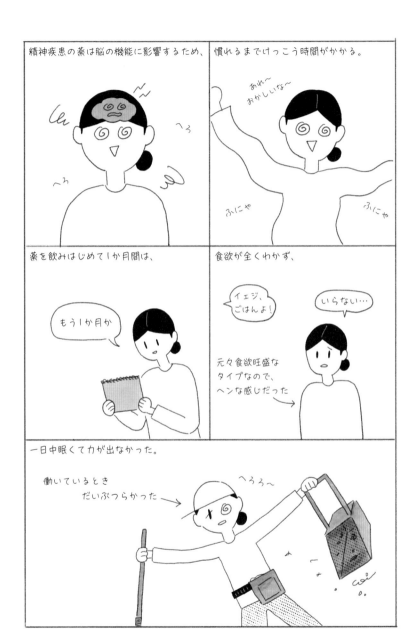

精神疾患の薬は脳の機能に影響するため、

慣れるまでけっこう時間がかかる。

あれ〜
おかしいな〜

へろ

へろ

ふにゃ

ふにゃ

薬を飲みはじめて1か月間は、

もう1か月か

食欲が全くわかず、

イェジ、
ごはんよ！

いらない…

元々食欲旺盛な
タイプなので、
ヘンな感じだった →

一日中眠くて力が出なかった。

働いているとき
だいぶつらかった →

へろろ〜

195

仕事から帰ると、寝るのに忙しかった。

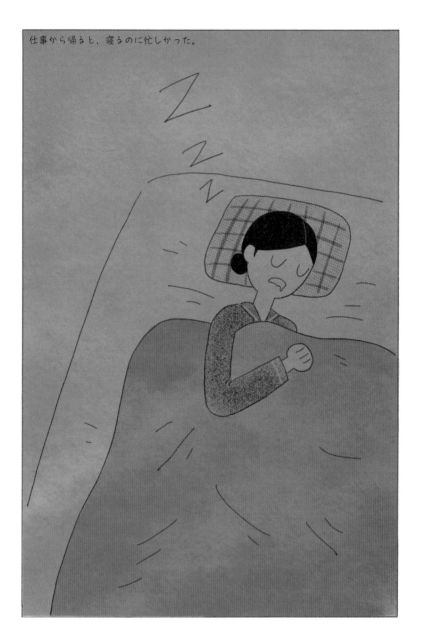

ひどくやせた（今はまた太った……）。

服薬を再開したのが2018年7月。

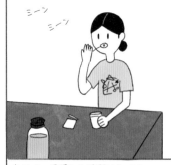

そして今、2020年時点でも続けている。

猫を
飼いはじめた

にゃーん

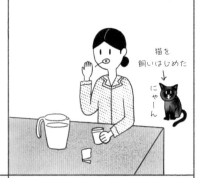

今では、再開した時期に比べて
薬の量も減り、

キム・イェジ様
夕食後30分以降

1日1回、夕方だけになった。

朝

夕

そして私は本当に良くなった。

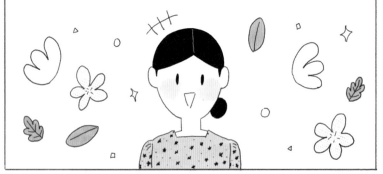

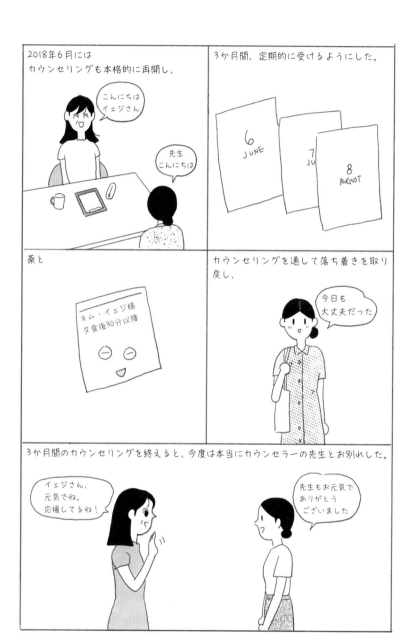

2018年6月には
カウンセリングも本格的に再開し、

3か月間、定期的に受けるようにした。

薬と

カウンセリングを通して落ち着きを取り
戻し、

3か月間のカウンセリングを終えると、今度は本当にカウンセラーの先生とお別れした。

今回のカウンセリングを3か月で終えられたのは、

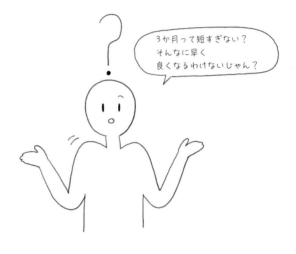

その3か月の間にあった、いくつもの変化のおかげだった。

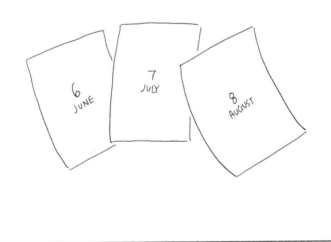

精神科に対する私の姿勢の変化。

なぐさめや共感は期待せず、
薬が合うかどうかに焦点を絞った。

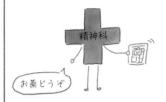

お薬どうぞ

薬を飲むことで生物学的に不安を減らし、

あ〜、落ち着く〜

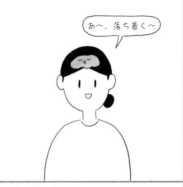

カウンセリングを通してまた
ポジティブな考え方を取り戻した。

そのときの言葉を
よく思い出して

はい

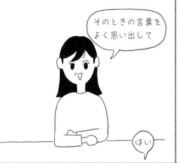

過去に受けた、
失敗だとばかり思っていた治療も、

治療したって意味ない…！

えーん　えーん

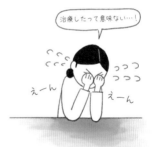

この3か月の間に、爆発的な効果を見せた。

ひらめいた！

とうとうわかったぞ！
何をすれば良くなるのか！

どーーん　どーーん

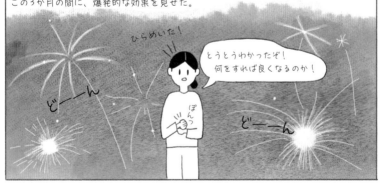

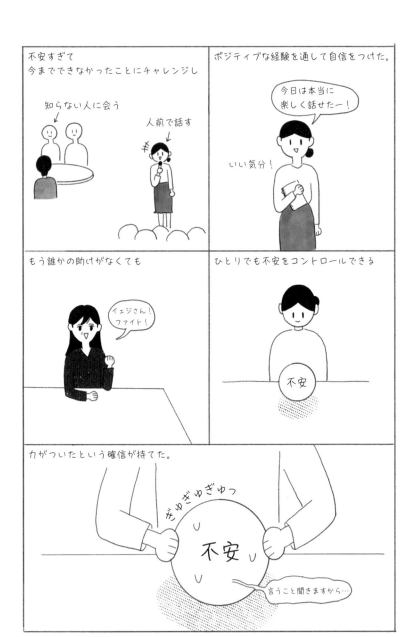

この3か月は、長い年月の濃縮液だった。

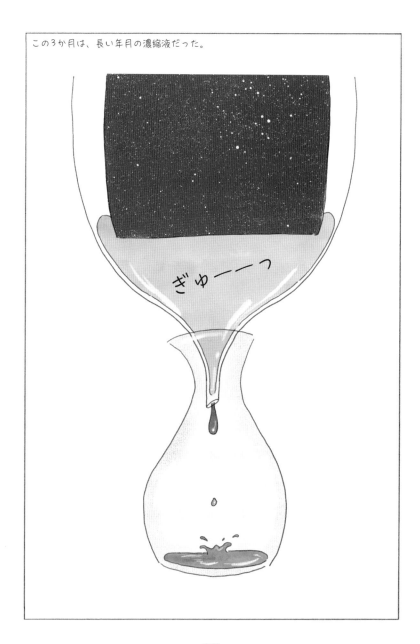

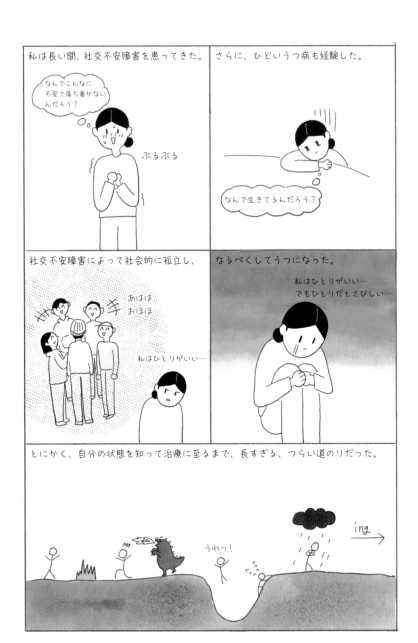

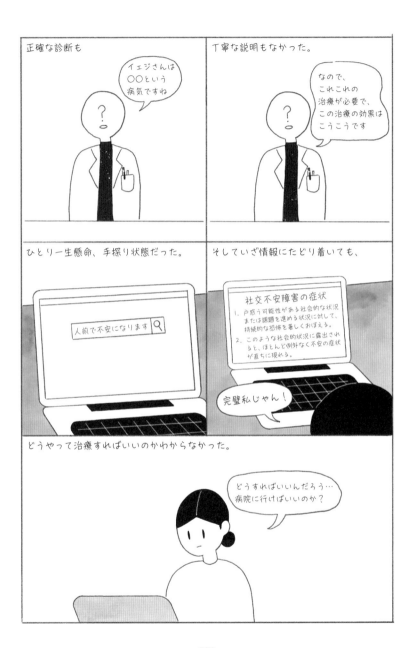

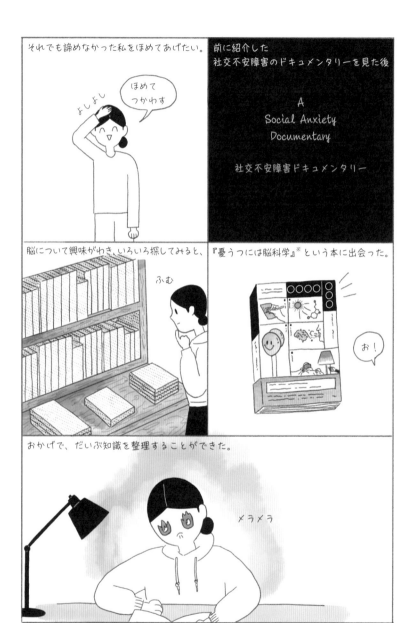

それでも諦めなかった私をほめてあげたい。

よしよし
ほめて
つかわす

前に紹介した
社交不安障害のドキュメンタリーを見た後

A
Social Anxiety
Documentary

社交不安障害ドキュメンタリー

脳について興味がわき、いろいろ探してみると、

ふむ

『憂うつには脳科学』※ という本に出会った。

お！

おかげで、だいぶ知識を整理することができた。

メラメラ

※ 韓国語版の翻訳題。原著は Alex Korb : The Upward Spiral, New Hambinger Publications (2015)

この本では、憂うつなときの脳の状態や

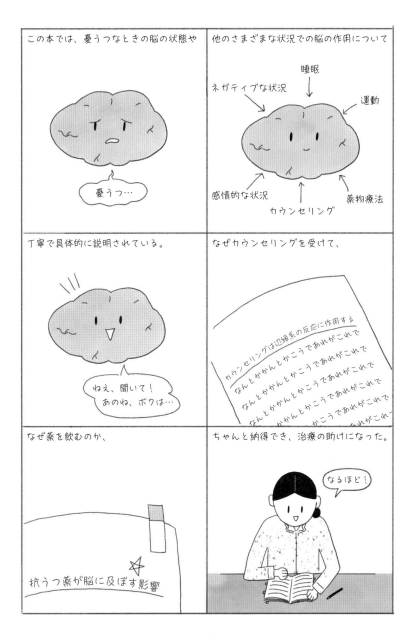

他のさまざまな状況での脳の作用について

ネガティブな状況
睡眠
運動
感情的な状況
カウンセリング
薬物療法

憂うつ…

丁寧で具体的に説明されている。

ねえ、聞いて！
あのね、ボクは…

なぜカウンセリングを受けて、

カウンセリングは辺縁系の反応に作用する
なんとかかんとかこうであれがこれで
なんとかかんとかこうであれがこれで
なんとかかんとかこうであれがこれで
なんとかかんとかこうであれがこれで
なんとかかんとかこうであれがこれで

なぜ薬を飲むのか、

抗うつ薬が脳に及ぼす影響

ちゃんと納得でき、治療の助けになった。

なるほど！

207

あらゆる病気に言えることだが、

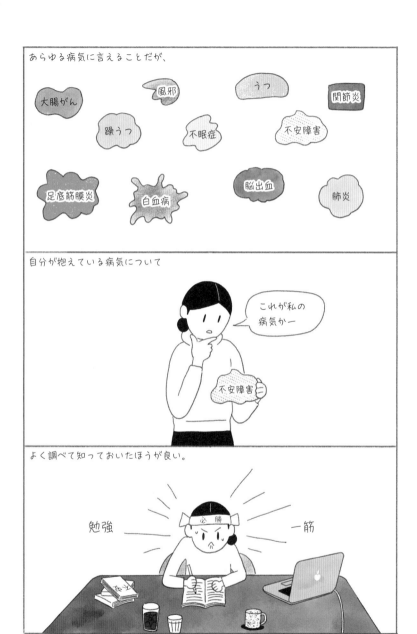

自分が抱えている病気について

よく調べて知っておいたほうが良い。

そこまでしてやっと、解決の糸口を見つけ、

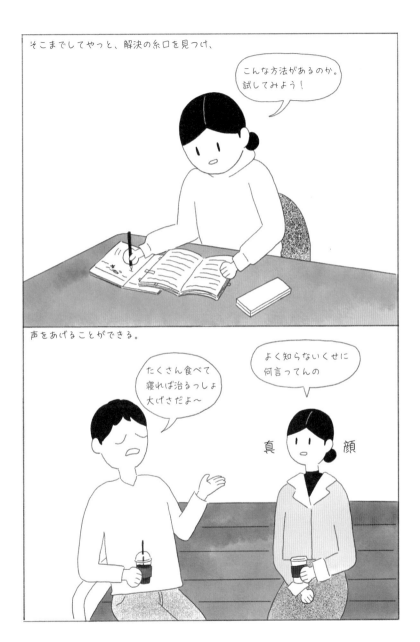

声をあげることができる。

当然、いろいろ試す中で、何度も失敗したり、挫折することもあるだろう。

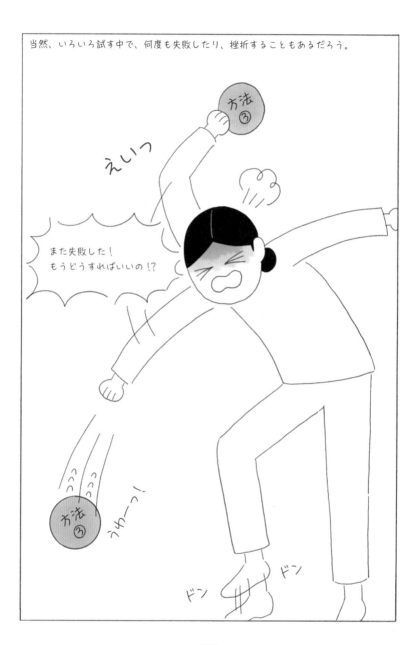

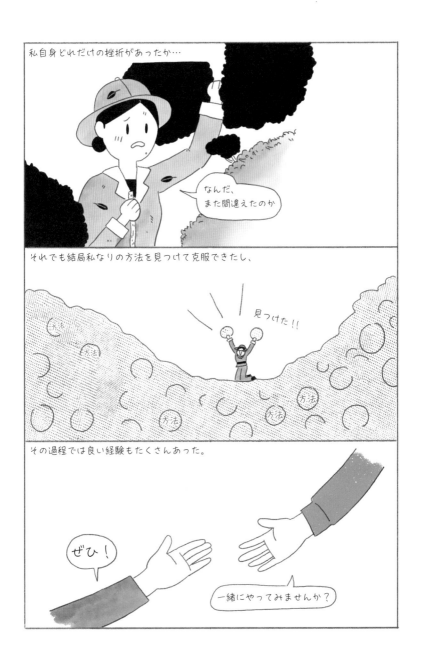

『私、清掃の仕事してますけど？』を通して、たくさんの人に出会い、

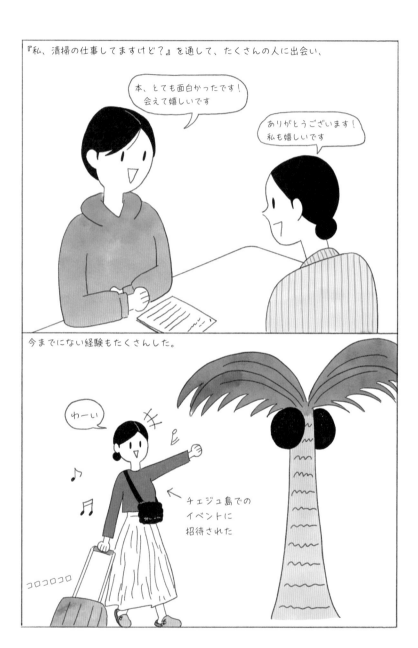

今までにない経験もたくさんした。

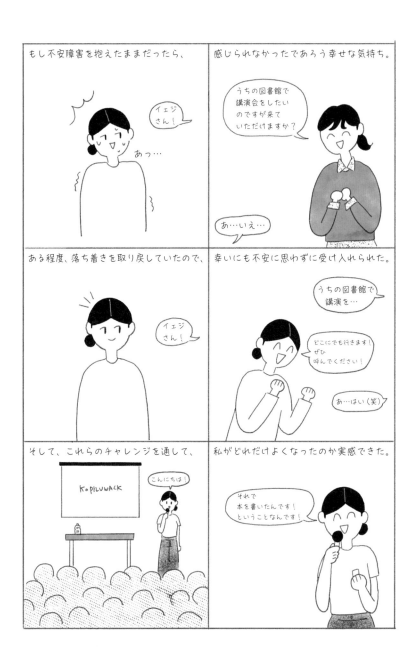

もし不安障害を抱えたままだったら、

イェジ
さん！

あっ…

感じられなかったであろう幸せな気持ち。

うちの図書館で
講演会をしたい
のですが来て
いただけますか？

あ…いえ…

ある程度、落ち着きを取り戻していたので、

イェジ
さん！

幸いにも不安に思わずに受け入れられた。

うちの図書館で
講演を…

どこにでも行きます！
ぜひ
呼んでください！

あ…はい（笑）

そして、これらのチャレンジを通して、

KOPILUWACK

こんにちは！

私がどれだけよくなったのか実感できた。

それで
本を書いたんです！
ということなんです！

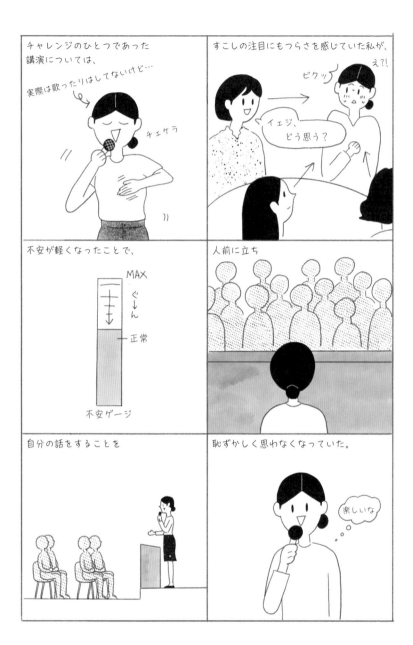

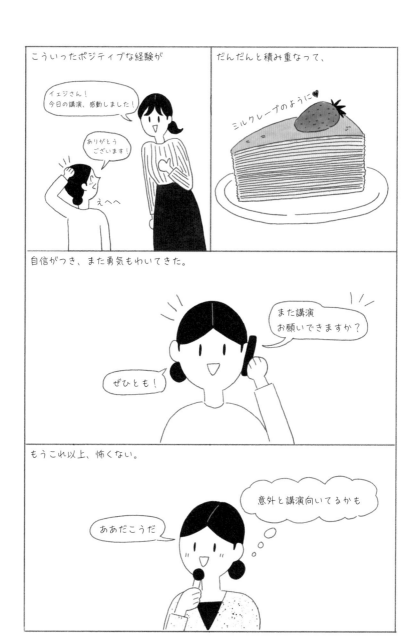

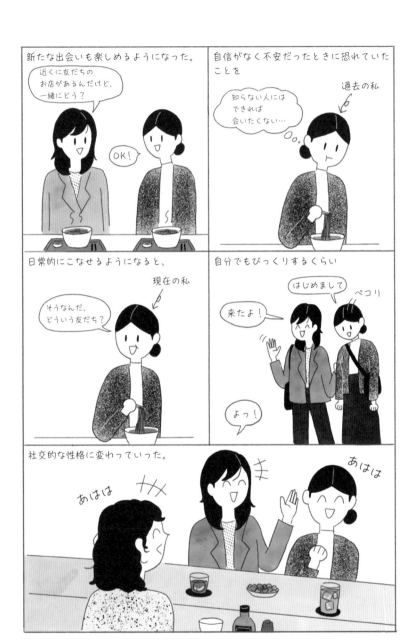

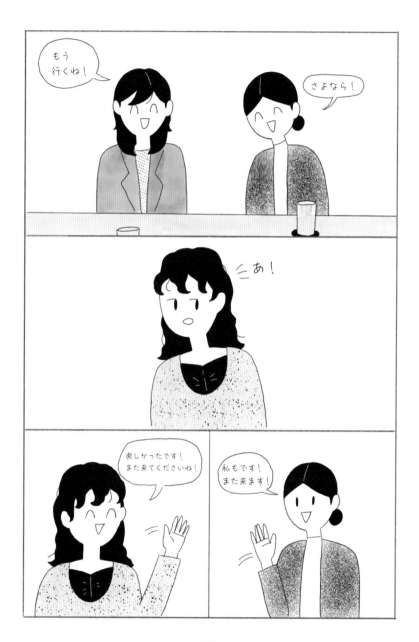

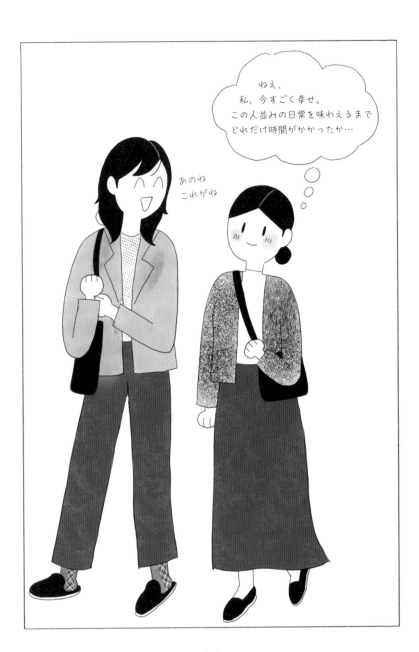

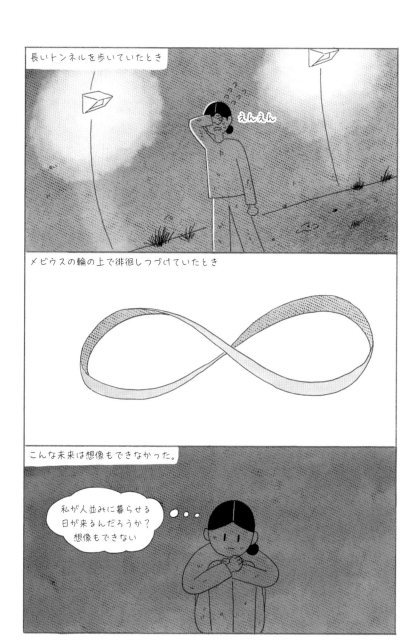

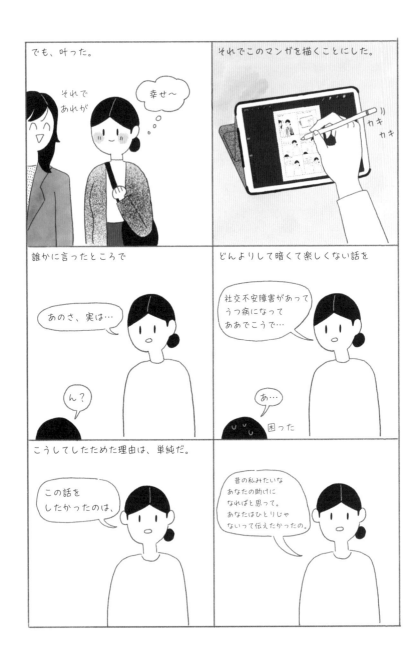

でも、叶った。

それで
あれが

幸せ〜

それでこのマンガを描くことにした。

カキ
カキ

誰かに言ったところで

あのさ、実は…

ん？

どんよりして暗くて楽しくない話を

社交不安障害があって
うつ病になって
ああでこうで…

あ…

困った

こうしてしたためた理由は、単純だ。

この話を
したかったのは、

昔の私みたいな
あなたの助けに
なればと思って。
あなたはひとりじゃ
ないって伝えたかったの。

私の体に刻んだタトゥーのように、

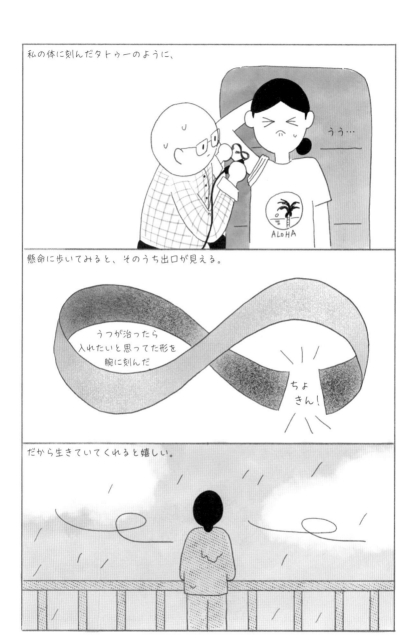

懸命に歩いてみると、そのうち出口が見える。

だから生きていてくれると嬉しい。

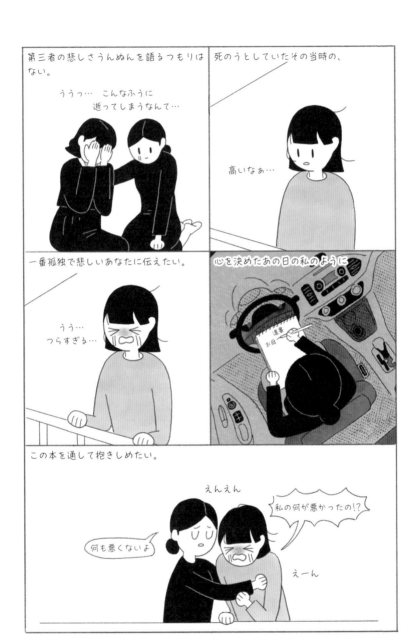

222

また、良い先例となるように願う。

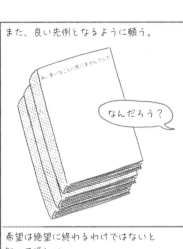

良い方向に進める道は必ずあるし、

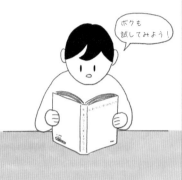

希望は絶望に終わるわけではないと
知ってほしい。

希望 ≠ 絶望

もし私の悩みに共感したなら、

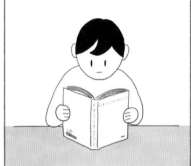

「ひとりじゃない」と思って、すこしでも元気になってくれると嬉しい。

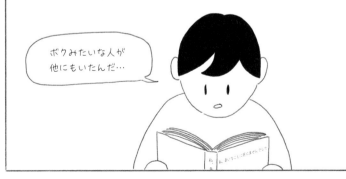

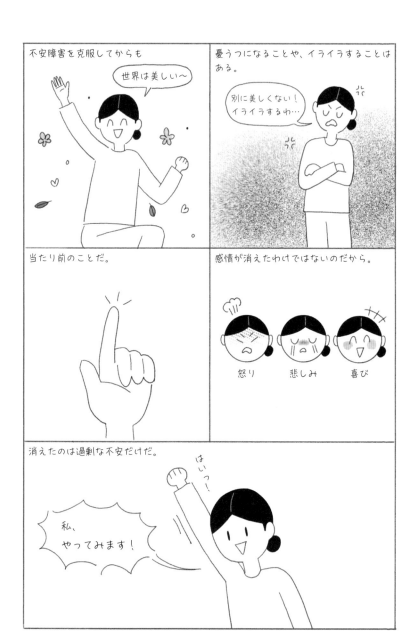

今はもう、どちらに進めば良いかわかっているから、

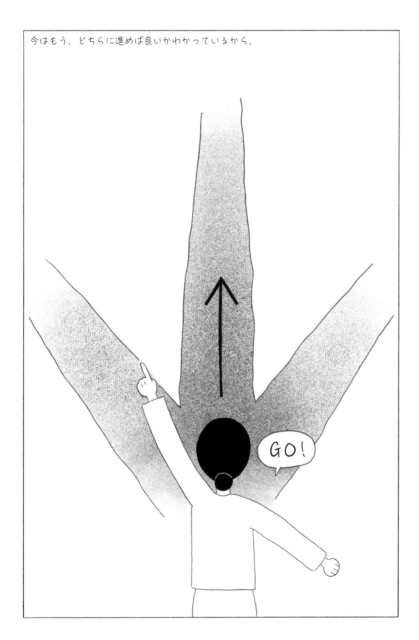

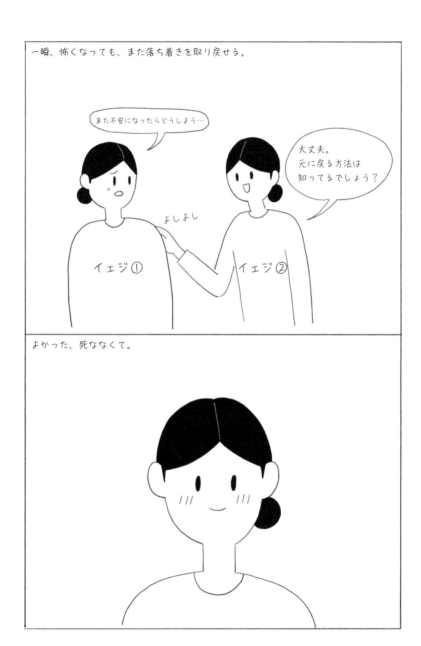

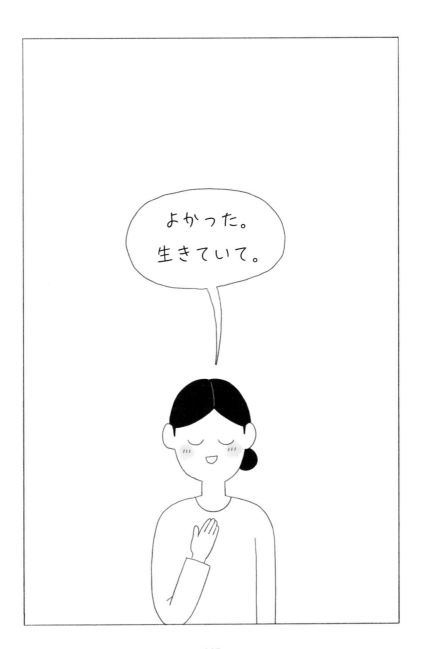

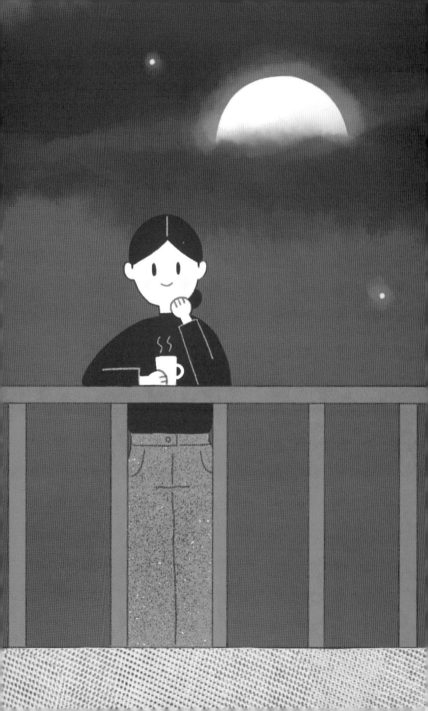

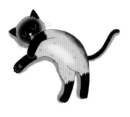

私、幸いなことに死にませんでした

2021 年 3 月 5 日　　第 1 版第 1 刷発行

著　　　者　キム・イェジ
訳　　　者　小田ミハル
発 行 者　村 上 和 夫
発 行 所　株式会社 オーム社
　　　　　郵便番号　101-8460
　　　　　東京都千代田区神田錦町 3-1
　　　　　電話　03(3233)0641(代表)
　　　　　URL　https://www.ohmsha.co.jp/

© オーム社 2021

組版　新後閑　　印刷・製本　壮光舎印刷
ISBN978-4-274-22657-1　Printed in Japan

本書の感想募集　https://www.ohmsha.co.jp/kansou/

本書をお読みになった感想を上記サイトまでお寄せください。
お寄せいただいた方には、抽選でプレゼントを差し上げます。

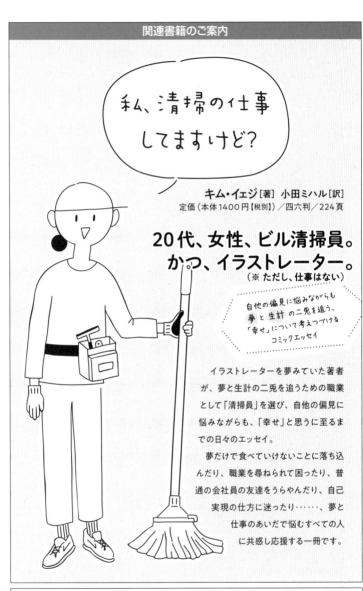